"走进日本"丛书编委会

关注日本，研究日本

卢明明

打开世界地图，在中国的东北方向有个由一连串大小迥异的岛屿构成的国家，它既是我们两千余载的近邻，又是一百来年的宿敌。

一、中国如何看日本

倘若有兴趣上网搜索一下古今中外要人对日本的评价，会发现如下信息：

大清康熙皇帝曰："倭子国，最是反复无常之国。其人，甚卑贱，不知世上有恩谊，只一味慑于武威……"

法国孟德斯鸠云："日本人的性格是非常变态的。在欧洲人看来，日本是一个血腥变态、嗜杀成性的民族。日本人顽固不化、任性作为、刚愎自用、愚昧无知，对上级奴颜婢膝，对下

1

级凶狠残暴。日本人动不动就杀人,动不动就自杀。不把自己的生命放在心上,更不把别人的生命放在心上。所以,日本充满了混乱和仇杀。"

法国戴高乐总统谓:"日本,这是一个阴险与狡诈的残忍民族。这个民族非常势利,其疯狂嗜血程度类似于欧洲中世纪的吸血鬼德库拉,你一旦被他看到弱点,喉管立即会被咬破,毫无生还可能。"

美国富兰克林·罗斯福总统称:"日本民族是有史以来我见过的最卑鄙、最无耻的民族。"

巨富约翰·D·洛克菲勒说:"日本人除了复制别国科技外一事无成,它何曾独立为世界文明作过贡献?充其量只是个工匠型的二流民族而已。"

据日本《朝日新闻》2016 年 5 月 3 日报道,公益财团法人新闻通信调查会对外公布其在美国、中国、韩国、英国、法国及泰国共 6 个国家所实施的"有关日本媒体舆论调查",结果显示,中国受访者对日本的负面和正面看法分别为 90%和 5%。

每逢"九一八""七七"等中国的国耻日、纪念日,以及中日两国因钓鱼岛问题勾起纠纷时,大批中国民众会异常激愤地在网上对日本口诛笔伐。

不言而喻,中国人民在与日本的战火中备受戕害。战后,中日两国在 20 世纪 70 年代恢复邦交后,曾一度建立起相当密切的交往合作关系。遗憾的是,两国关系近年来发生逆转,持续低迷。

从我们的历史记忆和现实视野中,对于这个国土窄小但具有

能量的国家,似应注意到这样两个侧面:

一面,因为与清、俄两回格斗,自战胜而狂,悍然撕咬亚洲各国,并在整个世界恣肆掀动腥风血雨,四邻皆成深仇大恨。

一面,由于吞虎吞象,一朝摧折,缘战败而强,决然革新体制结构,激励全体国民迅捷复兴社会经济,一跃而为经济强国。

对于日本这个中国长久的近邻和曾经的宿敌,我们理应格外关注和深入研究。要注意的是,日本绝不是能用唾沫淹之的"蕞尔小国"。

知己知彼不仅是战场、商场斗争的必要条件,也是人际、国际交往的基本前提。事实上,迄今为止,我们对这个国家的认知,似可以一言蔽之:眼中茫昧,梦里依稀。

众所周知,中国知有日本乃始于《山海经》,以后历代正史大多设有日本传记;至明清,叙述稍详。但所有这些著录,都不免停滞在浅表层面。恰如陈舜臣先生所言:"过去中国人了解日本,主要是从旅行者、九州古代政权的使者等那里听来的,不论是关于理论还是关于现实,都是很遥远、很朴素的传闻。"

直至近现代,自黄遵宪的《日本国志》、戴季陶的《日本论》、王芸生的《六十年来中国与日本》、蒋百里的《日本人:一个外国人的研究》等寥若晨星的专著问世,才开始改变中国人对日本"知其一不知其二,见其外不识其内"的粗略认知。

作为戊戌变法重要参与者的黄遵宪,堪称高度关注、系统研究日本的中华第一人。他就任驻日参赞官期间,亲见明治维新通过一系列制度改革而致日本神速富强的事实,"乃信其改从西法,革故取新,卓然能自树立"。因此,黄遵宪花费八九年时间,精心编写了以介绍制度为主的《日本国志》,以"质之当世士夫之留心时务者"，纠正国人对日本的模糊观感。

他所写的《日本国志》共 40 卷、50 余万字，分"国统""邻交""天文""地理""职官""食货""兵""刑法""学术""礼俗""物产""工艺"等十二志，书中对明治维新的相关内容记述颇详。全书除"国统""职官""邻交""学术"等志略述古代内容外，其余八志全部记载明治维新历史。书中以"外史氏曰"的方式来阐述黄遵宪自己对这场变革的研判，且推及中国。

但因清廷高层颟顸，黄遵宪《日本国治》一书的出版搁置十年之久，迨至甲午战败才得以问世。梁启超因之甚为痛惜，认为倘《日本国志》能及时出版，就不至"令中国人寡知日本，不鉴，不备，不患，不悚，以至今日也"。

此书甫一出版，洛阳纸贵，广受热捧，在戊戌变法时期对光绪皇帝及朝野维新人士影响甚巨，一时间引发了学习日本的思潮；不少人甚至倡言聘用伊藤博文担任朝廷改革顾问，贵州举人傅矮干脆奏请"留伊藤为相，以行新政"。

后来，尽管发生了戊戌政变，以慈禧为核心的清朝统治集团对于明治维新的兴致却不稍衰减。1905 年，为缓解统治危机，清廷想效仿君主立宪，派出两个高级代表团，分别前往欧美和日本等国考察政治，立宪派重要代表、镇国公爱新觉罗·载泽率团亲赴日本考察立宪制度。直到清朝结束统治，这波高潮才渐消退。

十几年后，留学、旅居日本多年的戴季陶"鉴于中国人对于日本，总抱着一个'我们是文化的先进国'的历史心理"，"对于日本的社会，观察错误和判断错误，很普遍的"。他警醒国人："你们试跑到日本书店里去看，日本所做关于中国的书籍有多少？哲学、文学、艺术、政治、经济、社会、地理、历史各种方面，分门别类的，有几千种。每一个月杂志上所登载讲'中国问题'的文章，有几百篇。参谋部、陆军省、海军军令部、海军省、农商务省、外务省、各团体各公司派来中国长驻调查或是旅行视察的人员，每年有几千个。单是近年出版的中国丛书，每册在五百页以上，每部在十册以上的，总有好几种；一千页以上的大著，也有百余卷。'中国'这个题目，日本人也不晓得放在解剖台上解剖了几千百次，装在试验管里化验了几千百次。"他嗟吁："我们中国人却只是一味地排斥反对，再不肯做研究工夫。"戴季陶为此奋笔撰成《日本论》，从宏观角度揭示日本的文化传统与社会性格，并从具体的神学理论、军政大佬个性、外交关系事件等微观角度进行剖析。

1937 年 8 月，民国时期著名军事学家蒋百里撰写了《日本人：一个外国人的研究》，严厉批判日本民族是"一个原来缺少内省能力、缺少临时应用能力的急性的民族"，"原是崇拜外国人的"，但也认可其"很能研究外国情形。有许多秘密的知识，比外国人自己还丰富"，最后引用一位德国长者的告诫"胜也罢，败也罢，就是不要同他讲和"。

由此以降，斗转星移，相似成果，不复见矣。

近年来，虽有中国学者文人撰写若干介绍、研究日本的著述，但仍显管窥蠡测之陋、凤毛麟角之稀。

二、其他国家如何看日本

至今，对日本研究最为透彻的国家首推美国，其中有两位专家影响最大,即露丝·本尼迪克特和埃德温·赖肖尔。

第二次世界大战临近尾声时,为制定对日最后决策,美国政府动员各方专家研究日本,提供资料和意见,其中包括人类学家本尼迪克特。她根据文化类型理论,运用文化人类学方法,把战时拘禁在美国的日本人作为调查对象,同时参阅大量书刊和日本的文学、电影,完成报告。其结论是:日本政府会投降;美国不能直接统治日本;要保存并利用日本原有的行政机构。1946 年,她将自己的研究成果整理出版,取名《菊与刀》,向世界全方位介绍日本的历史、文化、民俗、宗教和制度,旨在"为了对付敌人的行动,我们必须要理解敌人的行为","我们必须努力弄清日本人的思想、感情的脉络以及纵贯这些脉络之中的特点和规律,了解他们在思维和行动的背后所隐藏的强制力"。

接着,长期批评美国政府对亚洲文化特别是日本文化陷于无知泥淖的学者赖肖尔连续发表学术著作,不时举办教育讲座,以促进美国对日本文化的了解。后来,约翰·肯尼迪总统任命他为驻日大使。赖氏在任期内获得了巨大成功,有效增进了美日两国的关系。

赖肖尔在这方面的研究成果有同费正清合著的《东亚:伟大的传统》(1960 年),以及《日本:一个民族的故事》(1970 年)、《日本人》(1977 年)和《1907—1982 年的日本社会》(1982 年)等。

在这些研究者眼中,日本人和日本文化具有相当的独特性。

一方面,"日本人围绕着禅宗形成了一整套系统的审美观点,这些思想观念成为日本文化的永恒因素。日本人认为纤细、简单、自然乃至畸形怪状,比庞大、壮观、造作和整齐划一珍贵";另一方面，"日本人生性极其好斗而又非常温和，黩武而又爱美，倨傲自尊而又彬彬有礼，顽梗不化而又柔弱善变，驯服而又不愿受人摆布，忠贞而又易于叛变，勇敢而又懦怯，保守而又十分欢迎新的生活方式。他们十分介意别人对自己的行为的观感，但当别人对其劣迹毫无所知时，又会被罪恶所征服。他们的军队受到彻底的训练，却又具有反抗性"。

具体而言，表现在这样几个方面。

1. 文化素质方面

（1）善于学习

"他们保留了自己的文化特性，而且还显示出他们确实是一个具有非凡创造能力的民族"；"一贯重视非物质资源"，"善于吸取别国的先进技术和文化"。

（2）崇尚教育

日本人从一开始就非常重视基础教育，从而确立了牢固的民族国家和高等教育的基础；"是世界上受到最优秀教育的民族"。

（3）遵从集体

日本人具有酷爱成群结队的天性，"集团主义是日本民族的性格特征"；"建立了对于小团体和整个国家都非常珍贵的团结。日本企业的成功极为依赖这种团结，而集体意识是日本民族力量的核心"。

为了使团体制度成功地运转，日本人认为应该明智地避免公开对抗。为避免冲突并维护集体团结，日本人广泛运用中间调停的办法，"尽量减少直接竞争的做法贯穿于日本人的全部生活"。所以他们不喜欢打官司，宁愿接受仲裁和妥协，"诉诸法庭是走投无路的办法"。

（4）重视等级

日本人认为等级制度是天经地义的，身份地位举足轻重，但是阶级意识和实际的阶级差别极其单薄和微弱。他们对等级制的信赖是基于对个人与他人以及个人与国家之间的关系所持的整体观念，但并非无条件地承认等级制的优越，习惯运用一些明确的手段以调节制度，使之不致破坏公认的常规。

在家庭以及人际关系中，年龄、辈分、性别、阶级决定着适当的行为。在政治、宗教、军队、产业等各个领域都有十分周到的等级划分，无论是上层还是下层，一旦逾越其特权范围，必将招致惩罚，充分体现了"各得其所，各安其分"的信条。

同样，日本人在看待国际关系的全部问题时，也都带着等级制的观念。

（5）讲求修养

日本式的教养要求任何动作都要文静，每一句言辞都要符合礼貌。自我修养的概念大致可分为两类：一类是培养能力，另一类则不仅培养能力，而且要求更高，日语称之为"圆熟"，是指在意志与行动之间"毫无障碍，纤发悉除"的体验，它使人们能够最有效地应付任何局面，用力不多不少，恰如其分，能使人控制恣意妄为的自我，不躁不乱，无论是遇到外来的人身危险还是内心的激动，都不会失去镇定。

在日本，孩子要在家里学习礼仪并细致地观察礼仪。母亲背着婴儿时就要用手摁下婴儿的头，教其懂礼节。幼儿摇摇晃晃会走路时，要学的第一课就是尊敬父兄。妻子要给丈夫鞠躬，孩子要给父亲鞠躬,弟弟要给哥哥鞠躬;女孩子则不论年龄大小,都要向哥哥和弟弟鞠躬。

（6）通达应变

"日本已经证明自己是一个生机勃勃、充满活力、能适应快速的有目的的变化的民族",对于变化着的外部局势的反应极其敏锐,能迅疾判断形势,把握时机,迎接挑战;"一旦他们选择了一条路就会全力以赴,如果失败了,就顺理成章地选择另一条路",他们认为采取了某个行动方针却未能实现目标,就会把它当作失败的主张加以抛弃。

2. 道德素质方面

日本人的人生观表现在他们的"忠、孝、情义、仁、人情"等德行规定之中。他们认为,"人的义务的整体"就像在地图上划分势力范围一样分成若干领域。用他们的话来说,人生是由"忠的世界""孝的世界""情义的世界""仁的世界""人情的世界"及其他许多"世界"组成的。

（1）忠君守法

日本人"忠"的对象转向具体的人,且特指天皇本人。从丧葬到纳税,税吏、警察、地方征兵官员都是臣民尽忠的中介。

1945 年 8 月 14 日日本投降时,日本人的"忠"向全世界展示了。在天皇尚未宣布投降之前,反对者们围住皇宫,试图阻止停战诏书的宣布;但诏书一旦宣布,他们就全都服从了。

（2）行孝敬祖

日本的"孝道"只局限于家庭内部,充其量只包括父亲、祖父,以及伯父、伯祖父及其后裔,其含义就是在这个集团中,每个人应当确定与自己的辈分、性别、年龄相适应的地位。孝道是必须履行的义务，其中甚至包括宽待父母的恶行或失德。

日本人的祖先崇拜只限于记忆中的祖先。祖先墓碑上的文字每年都要见新，若是已无记忆的祖先，其墓碑就无人过问，家里佛龛上也没有他们的灵位。日本人注重的，是现时现地。

（3）重义推诚

"在日本，'义'是靠承认一个人在互欠恩情这张巨网中的适当地位来维持的，这张网既包括其祖先，也包括其同代人。"

日本人对老师、主人负有特殊之恩，因为他们都是帮助自己成长的人，对自己有恩，所以将来也可能在老师、主人等有困难时答应他们的请求，或对他们身后的亲属给予特别照顾。人们必须不遗余力地履行这种义务，而且这种恩情并不随着时间流逝而减轻，甚至时间越久，恩情越重，形成一种"利息"。所以日本人不喜欢随便受恩而背上人情债。

在日本，自尊心是与报答施恩者联系在一起的，人们把不能报恩的人视为"人格破产"之人。

在道德方面，日本人强调"诚"，"是指热诚地遵循日本道德律和日本精神所指示的人生道路"。"诚"这个词经常用来赞扬不追逐私利的人，也经常被用来颂扬不感情用事的人。

（4）知耻自律

日本人把羞耻感纳入道德体系之中。不遵守明确规定的各种善行标志，不能平衡各种义务，或者不能预见偶然性的失误，都是耻辱。他们认为，知耻为德行之本，任何人都需注意社会对自己行动的评价。他们须推测别人会作出何种判断，并针对别人的判断调整行为,其"共同特点是以操行毫无缺陷而自傲"。

他们热衷于自律和磨练毅力;日本人说的"自重",意思是自我慎重,自重也常常意味着克制。

再有,面对无法完成的复仇目标,日本人往往会倾向于毁灭自己,以"保证尊严和荣誉不被践踏"。

(5)适情享乐

他们追求享乐,尊重享乐,但享乐又必须恰如其分,不能侵入"人生重大事务",不能把享乐当作严肃的生活方式而纵情沉溺。他们把属于妻子的范围和属于性享乐的范围划得泾渭分明,两个范围都很公开、坦率。

3.心理素质方面

(1)感情深沉

他们尽可能地掩藏自己的感情,无论喜怒哀乐,都尽量对人笑脸相迎。

(2)坚韧不拔

日本人既有一种宿命论的思想,承认自然界可怕的威慑力量,也有一种坚强的毅力,在灾难发生后重振旗鼓、发愤图强。一个由自制自律而又意志坚强的个人组成的社会能产生一种动力,据此可以解释这个民族所展现出的奋斗精神和雄心壮志。

(3)冒险挑战

他们崇尚武力,热情洋溢,激动好斗,骨子里带有天然的侵略性。

(4)谨小慎微

日本文化反复向人们的心灵深处灌输谨小慎微,轻易不结交新朋友;但一旦成为朋友,友谊也能牢固地保持下去。

日本人的精神高度紧张,唯恐失败,唯恐自己付出巨大牺牲后从事的工作仍不免遭人轻视。他们有时会爆发积愤,表现为极端的攻击行动。

4. 劳动素质方面

他们勤奋工作,能充分地利用每一平方英尺的可耕地,绝不浪费一点点土地。

5. 身体素质方面

他们很重视锻炼,其传统包括最严酷的冷水浴。这种习惯往往被称作"寒稽古"(冬练)或称"水垢离"(用冷水洗身锻炼)。

至 20 世纪 80 年代,日本已成为世界上平均寿命最长的国家。

综上所述,日本民族实在是个具有诸多特色的民族。

三、研究、学习和超越

多数国人也许并不知道,在戊戌政变期间和辛亥革命前后,日本政要及民间人士曾经资助过中国的维新派与革命派人士。

1898 年 9 月 21 日,慈禧太后重新"临朝训政",立即下令逮捕康氏兄弟等维新派官员。梁启超前往日本使馆请求避难,日本公使林权助请示伊藤博文首相,伊藤指示:"那么就救他吧,救他逃往日本。如至日本,由我来照顾他。梁这位青年,对中国来说,实在是宝贵的人物。"林于是将梁秘密送往日本。不久,康有为、黄遵宪等人亦在伊藤等的帮助下,先后到日本避难。之后,伊藤还应英国公使要求,亲往李鸿章宅邸,为已经被捕的维新派官员张荫桓求情。

孙中山在日本期间，也多次受到日本方面的援助。1913 年 8 月，孙中山等革命党人避难日本，袁世凯曾向日本方面提出过驱逐孙的要求，遭到婉拒。正是在日本政府的着意庇护之下，孙中山才得以同日本各大财团、民间人士、浪人组织以及军部、参谋本部人士进行广泛联络，以筹措资金，组织人员，整合力量。于是乎，日本一度成为中国革命派培养、酝酿革命力量的基地。

审视日本近一个半世纪以来的发展历程，不能不认识到，正是明治维新为这个国家走向近代化和现代化、自立于世界奠定了厚实的路基，提供了巨大的动能，造就了优异的禀赋。

从这场改变日本国运的改革浪潮中，我们应能发现这个国家所拥有的素质。

第一，奋迅灵动的学习素质。

正如赖肖尔所言，日本人"对于中国，对于其他民族，从未丧失过研究的兴趣，也从未停滞过研究、思索的步伐。他们的做法是：研究、学习，然后超越"。他们尊奉"不耻效人，不轻舍己"的学习观，既勤于模仿别人，又善于在学习、吸收外国文化的同时保持自身的文化个性，亦即"能合欧化汉学熔铸而成日本之特色"。

戴季陶指出，日本明治维新的建设"并不是靠日本人的智识能力去充实起来，而是靠客卿充实起来的。军队是德国人替他练的，军制是德国人替他定的。一切法律制度，在最初一个时代，差不多是法国的波阿索那德顾问替他一手造起的。然而指挥、统制、选择、运用，都是在日本人自己"。

相反，几乎在同一国际背景下，且先于日本启动的、以学习和引进西方长技为中心的清朝洋务运动,则继承了中国历代大一统专制王朝僵化的文化、政治基因,"畏天命,畏大人,畏圣人之言""法先王""遵守祖宗旧制",束缚于"中学为体,西学为用"的桎梏之中,"一切政教风俗皆不敢言变更"。李鸿章等重臣偏狭肤浅地以为,"中国文武制度,事事远出西人之上,独火器万不能及。……中国欲自强,则莫如学习外国利器;欲学习外国利器,则莫如觅制器之器,师其法而不必尽用其人"。倒是通商大臣张树声看得比较透彻,他认为西方国家"育才于学堂,论政于议院,君民一体,上下同心,务实而戒虚,谋定而后动,此其体也。轮船火炮,洋枪水雷,铁路电线,此其用也。中国遗其体而求其用,无论竭蹶步趋,常不相及,就令铁舰成行,铁路四达,果足恃欤"。

光从西方引入"战舰之精""机器之利"等细枝末节,忙活了三十来年的"同光新政",终于免不了"掘井九轫而不及泉,犹为弃井也"的结局。

第二,通达务实的体制素质。

胡汉民在为戴氏《日本论》所写的序中曾这样评议:"日本之一大飞跃,只是指导者策划得宜。地球上任何邦国,没有像日本指导员和民众两者间智力教育、思想、伎俩悬隔之大的,而能使治者与被治者之间无何等嫉视、不缺乏同情。就是指导者策划实施一切得宜,他们遂能成就此之当世任何大政治家毫无逊色的大事业。"

明治时期,日本建立了国会。从那时起,日本政府就已形成"由集团而非个人进行领导的优秀传统","从来没有出现过独裁者,也从来没有人企图攫取这种权力","对独裁权力乃至领袖权威的反感和对群体合作的强烈偏爱,构成了日本政治遗产的特征"。

领导人"总是组成一个集体,轮流负责各种行政事务","日本人不是在高层由个人决策,而是同部属进行广泛的非正式协商,产生一致意见";"他们也明白,国家不能只局限于政府少数人的专制"。吉田茂表示,"明治时期的领导者们以天皇为中心,从自己强烈的责任感出发,保存了决定权,尤其关心如何来吸取国民的活力并如何加以运用"。

1868 年,明治天皇颁布了"五条誓文":"一、广兴会议,万机决于公论;二、上下一心,盛行经纶;三、文武一途以至庶民,各遂其志,人心不倦;四、破旧有之陋习,基于天地之公道;五、求知识于世界,大振皇基。"明确宣示了整个国家管理的准则。

回看中国的专制政权,其任何关键决策必须恭请圣谕、圣旨,惟蛰居深宫大院的最高统治者马首是瞻。这种决策体制的问题在于:因"天泽极严,君臣远隔","自内而公卿台谏,外而督抚,数百十人以外,不能递折",故"虽有四万万人,实数十资格老人支柱掩塞之而已"。身处权力中心的最高决策者凭借这样的信息通道,根本无法及时、准确地了解国家的真实情况,以致"民之所欲,上未必知之而与之也;民之所恶,上未必察之而勿之施也"。民众企盼"英明"决策,无异于缘木求鱼!而且,因群臣百姓不敢"妄议朝政",在决策的实施过程中,对目标的偏离不仅得不到迅速纠正,反而会不断加强,直至出现重大失误后才有可能被最高决策者感知,于是引起社会振荡。

如赖肖尔所见,日本人从过去的遗产中得到的"重要的政治财富,是政府具备伦理道德基础的强烈意识"。

应当承认,日本统治集团的抱负从不拘囿于政权利益,而是始终放眼于民族利益和国家利益。他们的战略目标是"看见必定要造成新的生命,然后旧的生命才可以继续;必定要能够接受世界的新文明,才能够在新世界中求生存;在国内的政治上,他更看得见一代的革命必定要完全为民众的幸福着力,必定要普遍地解放民众,才可以创出新的国家",旨在创造"为'人民的生活、社会的生存、国民的生计、群众的生命'而努力的历史"。

并且,这种统治理念和施政行为已被广大日本国民所理解和接受,实现"上下同欲"。正因如此,一百多年间,无论经济、政治、军事如何跌宕起伏,日本整个国家总能"上下一心"、全力以赴。

反观顾盼自雄的清朝,其重大举措罔顾民族、民生休戚,始终只为专制统治服务。

在甲午战争中,清廷一方面通过加征税赋维持军费,另一方面却不惜动用国库,耗费巨额银两为慈禧太后修园祝寿;参战清军治疗伤病的费用和营养费竟要个人承担,战地医疗无法保障。专制政权下,这种视百姓为草芥的愚民、殃民政策,怎么可能帮助清朝获取战场对决的胜券?

第三,睿智忠谨的精英素质。

首先是政治精英。据戴季陶考察,日本的改革"并不是由大多数农民或者工商业者的思想行动而起的,完全是由武士一个阶级发动出来的事业。开国进取的思想固不用说,就是'民权'主义,也是由武士这一个阶级里面鼓吹出来的"。

明治时期,一大批年轻的政治家、军事家和实业家得以进入政府决策集团。当16岁的睦仁天皇登基时,木户孝允、大久保利通、西乡隆盛等"明治三杰"的年龄分别为35岁、38岁、41岁,4位明治维新核心人物的平均年龄仅为 32.5 岁；其余骨干人物，如板垣退助、三条实美、岩仓具视、井上馨、山县有朋、大隈重信、大村益次郎、伊藤博文和陆奥宗光等，合计平均年龄为 32.6 岁。可以毫不夸张地说，日本整个国家的领导层是个"青年团"！联系古今中外列国历代的改革案例，统治集团的年轻化乃是不可或缺的成功条件。

道理很浅显，社会改革说到底是思维方式与行动方式的更新。虽说年龄层次较低者难免在经验上有缺陷，但其感觉、知觉相对敏锐，富于想象和创新，思维和行动能力强。在社会发生巨大变动、传统经验价值明显衰退的条件下，与年龄层次较高者相比，年轻人更能适应社会运动的快速节奏，所以在一切改革或革命中，他们成为运动主力和核心完全顺理成章。

明治政治精英"细心地在政治方面划清国家职能的领域，并在宗教方面划清国家神道的领域，把其他领域留给国民去自由行事。但是，那些他们认为直接同国家事务有关的统治权，作为新的等级制度的最高官员，是牢牢掌握在自己手中的"；"在每一个活动领域中，无论是政治的，抑或是宗教的、经济的领域，明治政治家们都在国家和人民之间定下了各自所属的'适当位置'的义务"。而日本官僚群体的忠谨、效率和诚实精神，则充分保障了国家机器的平稳、高速运转。

其次是知识精英。吉田茂特别指出，"改革的顺利推进，不仅仅依靠完成明治维新的领导者们，还有一部分人也发挥了重要的作用，他们就是其后出现的知识分子"。这些知识分子生活在德川幕府时代末期，曾在幕府翻译部门担任职务，或者在各藩研究西方情况。他们没有参加过明治维新的工作，但是其中有像福泽谕吉那样从事近代化人才培养的事业，也有像大隈重信那样担任着官职，还有些像涩泽荣一样进入了产业界。他们虽然从事着不同的工作，但是有着一致的主张，就是大胆引进西方技术和学习西方制度。

对比清朝，在政治精英和知识精英中能"放眼看世界"者凤毛麟角，即便有像伊藤博文那样有治理行动力、福泽谕吉那样有思想辐射力的人，也难成气候。

再次是实业精英。赖肖尔十分感慨："许多发展中国家面临着日本曾经经历过的危机和灾难，但它们的领导人却以牺牲国民的利益为代价，在国外积累了大量的个人财富。但日本，无论是合法获得的还是非法掠取的利润，都没有被隐藏到国外安全的地方，也没有挥霍在摆阔气的浪费中。这些金钱被重新投资于日本或其他地区的有益的民族事业中了。"

进入21世纪，人类世界在日趋激烈的全面竞争中急速发展。中国要复兴和驰骋，需要像日本那样敢于、善于向对手和敌人学习、借鉴，彻底改良和提升体制、精英和国民素质。

现在，一批20世纪80年代去日本留学的有识之士，正在为我们全面了解、深入研究日本这个近邻而系统地选择一批反映日本社会、经济、文化的书籍，编成"走进日本"丛书。出版有关日本政治、经济、文化、科技等的译著，正是中华民族亟需的一项事业。

戴季陶先生在八十多年前留言："要切切实实地下一个研究日本的工夫。他们的性格怎么样？他们的思想怎么样？他们的风俗习惯怎么样？他们国家和社会的基础在哪里？他们生活的根据在哪里？都要切实做过研究的工夫。要晓得他的过去如何，方才晓得他的现在是从哪里来的。晓得他现在的真相，方才能够推测他将来的趋向是怎样的。……总而言之，非晓得他不可。"

　　而今，这一期盼终于得到了强实践行。这是善举，也是盛举，更是壮举。我们拭目以待！

"怀疑常识"是我的原点

　　大家拿到本书,可能会想:"挣钱跟饮食有什么关系""饮食占了九成,恐怕是夸张了吧。"

　　我的主要职业是形体指导师,要针对顾客的身体方面的需求和烦恼,比如减肥、美体、肩酸、腰酸、姿势改善等,提出运动和饮食上的改善方案,帮助顾客解决烦恼。

　　简单来说,你可以理解为一对一的私人运动教练。但是,因为我不仅从事关于减肥的运动指导工作,而且在美体或饮食方面也很关注,所以平时并不经常自称私人运动教练。

　　目前,我在写书、全国演讲、出席媒体活动的同时,经营2家应用我自己的训练方法的训练馆,以及3家专注女性美容的美容矫正沙龙。我现在作为运营这些业务的3家公司的董事长,正在以东京为总部开展事业。

　　然而,其实我并不是从一开始就从事健康·美容业。我最初的职业是汽车销售公司的销售员,一种特别普通的工作。但是,现在我从心底里庆幸大学毕业时作出了这样的选择。

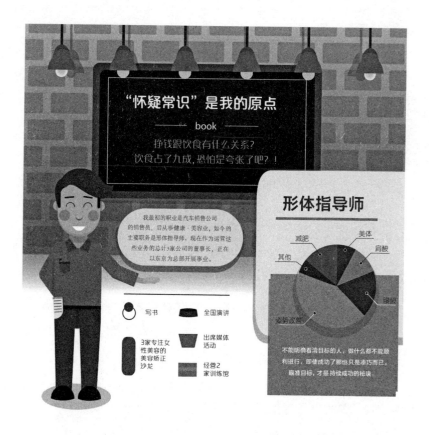

为什么这么说呢？因为我的原点——从儿时就具有的对事物的怀疑精神，在这份工作中得到了培养。而且我真切地感受到，现在的工作是我的天职，而我也取得了相应的成就。

我现在要跟大家分享关于"食"的内容，正是它使我不仅找到了适合自己的工作，而且一步步走向了成功。我在写这本书的时候，已经出版了 17 本书，其中有 15 本与饮食有关。

以运动指导者为本职的我,写的关于饮食方面的书却最受欢迎,这究竟是为什么呢?我认为,运动指导者只有运动这一种选择,这种想法是错误的。我的代表作《运动教练断言!减肥一成靠运动九成靠饮食》,现在被众多同行默认为"禁忌",因为一个运动教练在标题中就开门见山地提出了"减肥,饮食绝对比运动更重要"这一观点。

你可能会觉得,这样一来,我肯定会被同行们喝倒彩吧。

但是,迎接我的却是"你能帮我们说出来,真是太好了"这样赞美的声音。很多运动教练都处在认为饮食非常重要、却说不出口的两难境地。

运动教练早已果断舍弃"肥胖是因为运动不足,减肥必须要克制饮食加上高强度的运动"这种错误的概念,而开始解说真正的减肥应该是什么样的。

至今为止,关于减肥的理论都是强调凭借顽强的忍耐力持续鞭策怠惰的身体。但是,我改变了这种想法。我想告诉大家,你们对饮食的看法以及生活方式本身,才是最重要的。

可能有人会想,这与挣钱有什么关系呢?如果与减肥关联起来,能明确知道为了达到某一个目的而应该做什么的人,大概就是能够一切如愿地生活的人。

比如拥有像健身者一样的身材、劈叉、用 3 小时跑完马拉松全程等,虽然这些事有大有小,但和在公司升职、成功自立、扩大事业、做自己想做的事等,在本质上是一样的。

我常常很重视"针对自己的目的应该去做些什么"这一点。不能明确看清目标的人,做什么都不能顺利进行,即使成功了那也只是凑巧而已。

瞄准目标,才是持续成功的秘诀。

和大家分享一下我一路走来的心路历程。

自己不认可的事坚决不做

我从初中、高中时期,就在社团里参加田径比赛。上了大学后,进入体育系继续深造。算一算,我专注于田径比赛,也有将近10年时间了。

我从小就不是那种别人说什么就做什么的人。我真的很佩服那种因为父母和老师说"要好好学习",就能不问理由和目的、老老实实学习的人,但同时也觉得明明心里不认同,却可以不产生任何疑问就直接做,也真是不可思议。

在我的十年田径比赛生涯中,也有一些不知道训练目的,就只是埋头接受艰苦训练的部员。我完全不能理解那些仅仅凭"经过痛苦的训练就能变强吧"这种直觉,或是"老师让我做"这种指示,就去做某事的人。

当时,即使被要求做训练,但如果我不知道训练的意义所在,我就产生不了干劲,便会固执地坚持不做。不止如此,我还与顾问老师或教练顶过嘴:"为什么为了跑得更快,就不得不做100下俯卧撑? 这其中有什么理由?"当然,如果从老师或教练那里得到了心服口服的解释,或者通过自己的学习知道了这是必要的练习,我会比谁都更努力地进行训练。

也就是说,我有这样一种信念:当我对别人说的"这个好"、对老师或上司说的"这样做是常识"等话语产生疑问的时候,我会把怀疑这个常识作为自己的原点。我认为,这种信念特别重要。

登上最佳销售的宝座

从体育系毕业的时候,我还没想过要从事与运动相关的工作。

当我认真琢磨自己的未来,开始思考应该去干什么的时候,我觉得销售的工作还不错。

这个世界上的所谓的商业,都是以某人购买自己想要的某种商品这种方式实现的。创造能让人产生购买欲的商品、展示商品魅力的技术,然后就是高效销售的技术。

我在那时候觉得,趁着年轻,与商品的使用者直接接触,对我来说是最为必要的。冥冥之中,我最后就职于能锻炼到这种能力的汽车销售公司。

虽然我进入公司刚刚一年,就创下了平均每月十几台的最佳销售业绩,但这只是一个结果,并不是我的最终目的。

我作为销售,经常留心的只有一件事,那就是松下幸之助所说的:"卖顾客想要的东西。"

卖顾客想要的东西

很多人都会觉得,销售汽车,就是跟已经决定好要买哪辆车的顾客讨价还价,使价格达到最理想化。事实上,并不是这样的。

借用松下幸之助的话来说,就是只是卖了顾客想要的车,这样是行不通的。对于没有干过销售工作的人来说,这句话可能很难理解,但我却觉得它说中了销售的要害。

比如,有的顾客只是看了电视中的广告,茫然地觉得想要买,就来了。这个时候,帮助顾客看清他的需求,从顾客的角度发掘其自身没有意识到的需求,用专业者的丰富的商品知识建议顾客购买对自己来说最好的汽车,才是销售的工作。

如果是家用的话,根据是用于去附近的超市购物、接送家人,还是用于周末兜风等用途的不同,决定是购买轿车还是迷你车,是选择中型车还是比较节约燃料的小型车或轻型汽车。另外,车种不同,其等级、颜色等也会不同,如果把几年后可能会转手卖掉的可能性也考虑进去的话,就可以在销售时推荐最有利的车种。

为了从事销售工作,我在学生时代读了将近50本关于销售的书。事实上,不论是哪本书的内容都大体相同,可以说销售的本质正在于此——

认真聆听顾客的心声,发掘顾客本来的需求,然后提出更好的建议。

直接卖给顾客其想要的车,确实能节约时间和体力,但对我来说却达不到提升营业技能这一最初的目的。只把车卖出去并不是我的目的,磨练出值得信赖的技术才是。如果只是简单地卖给顾客,就很有可能因为其他店铺的价格更便宜、其他店铺离家更近等原因,而失去客源。

但是,如果拥有知道客户需求、提出最佳提案的能力,客户就会觉得从你这儿买车很安心。只要获得了客户的信赖,最终客户

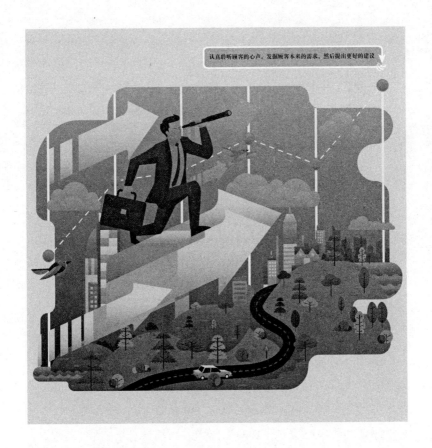

认真聆听顾客的心声，发掘顾客本来的需求，然后提出更好的建议

就能坚持来我这儿买车。

　　不只是汽车，拿我们身边比较熟悉的电器店来说，比如你去电器店买电器的时候，在听了店员的商品说明后，买了与一开始想要的商品完全不同的商品，这样的事也经常发生不是吗？大概谁都有过这样的经历。只有真正感受到外行人与专业人士的判断之间的差异，才能买到自己满意的商品。

　　即使花费了时间，但是提出让客户感觉"啊，原来是这样，原来

7

我需要的是这台车呀"这样令人满意的建议,不仅能提升自己的营业技能,还能与客户建立良好的关系,甚至因获得客户的信赖而被介绍新客户,从而扩展自己的事业。

我在销售时代获得的技能,在之后的健康·美容行业等其他领域也发挥了巨大的作用。

饮食与工作有很大的关系

什么事情都等着别人来推动、出于常识而不假思索地茫然工作的话,什么技能都学不会。工作时不能产生"为什么""为什么要这样做"这些疑问,不明白饮食是对自己的投资,这样的人被说做不好工作,也不为过。

但是,现代社会,在电视上、杂志上,最近连网络上也开始大量宣传关于饮食的信息,反倒让人觉得不知道什么才是对的。缺乏营养学和生理学知识的大多数人在面对大量的断片信息和一般常识时,容易迷失自我,从而陷入思考停滞状态。

这样的话,别说是产生疑问了,就连从哪里开始着手都不知道了。

大道理虽然我都知道,但事实上在我每月售出十几台汽车的时期,要么因为太忙,只是吃个快餐或便利店的盒饭就解决了,要么在工作时没有时间吃饭,等很晚下班回家后才做一点吃。那个时候我过着很不规律的饮食生活,完全没有思考过什么样的食物才是自己所需要的。也是因为年轻,那个时候只是随心所欲地吃着能撑饱肚子的东西,或是自己觉得好吃的东西。

　　幸运的是，由于现在从事关于健康的工作，我开始自然而然地关注起饮食健康来。

　　我虽然没有过肥胖的经历，但是通过改变饮食，我从一直以来感受到的疲劳感、倦怠感，以及饭后困乏、经常发小痘痘、口腔炎、便秘、体臭等各种不适中解放了出来；偶尔有这样的情况出现时，也变得能够分析原因、对症下药，找到解决办法。

　　以营养学为代表的健康领域也是日新月异，每天都有很多研究在进行，这些研究也花费着大量的时间和金钱。进行这些研究所花费的劳力，由谁来负担呢？研究的结果，包括从中受益的人在内，也没有谁能保证所有新的实验结果就一定正确。虽说某某成分对○○症状很有效，但在单方面的条件下，不能够充分证明的情况也不少见。

　　我对这些信息进行精细的调查是自然的，也会把自己当作实验体。有时长时间绝食，有时尝试各种各样的营养剂，有时严格控制摄入的糖分，有时恰好相反，尝试大量摄取糖分。通过这样，每天观察自己身体的反应，向客户提供更好的方法。

　　每个人的体质不一样，所以自然会有适合与不适合之分。即使知道了自己的体质，也会因为本人的工作和家庭环境、经济状况等原因导致效果不同，这一点很重要。

了解正确的饮食知识，从而更好地发挥能力

　　说起饮食，很多人都会联想到"减肥"。减肥源自希腊语"diaita"，原本的意思是"生活方式"。现在，减肥带有为了美体而减脂的意思，有些严酷禁欲的色彩。但我一直很重视它本来的"生活方式"的意思,把它作为矫正人们生活方式的食疗法向大家宣传。

近年很流行两个月瘦 10 千克的减肥项目,我认为这种方法作为短期减脂项目是非常优秀的,但与我所说的减肥从根本上是不同的。当然,通过快速瘦下来而改变思考方式,之后也能将这种状态保持下去的人并不少。对于那些人来说,这是改变了他们的生活方式的减肥。

但是,如果把这种方式的减肥当作目标的话,为了达到这个目标,是需要相当的忍耐力的。而且,如果那个人的生活方式没有发生改变,即使通过忍受非正常的生活而达到了目标,也会因为忍受结束后的松懈而反弹。

这种现象不仅限于快速减肥,至今为止有过类似体验的人也不少。登山的时候,不考虑下山时的状况而只顾登山的人,大概是没有的吧。即使目的是成功登顶,但也应该将安全下山及安全回到家中考虑在内,对于专业的登山员来说这是理所当然的。考虑到山中多变的气候,计算好下山的时间,甚至连登山的速度、途中的休息、所要携带的装备都仔细计划好,然后上山。即使到达山顶时还是晴天,但在下山途中有突遇暴风雪的可能。这种情况下,哪怕还有一点点路程就能登顶了,也会放弃登山,选择安全下山。

减肥时,这样的计划性也相当重要。不用说,瘦下来当然是大目标,但是达到这个目标的时间、方法,以及判断现在坚持的方法是否妥当,也很必要。

只顾减少眼前的体重,别的什么都不管,依靠抑制食欲的不健康的饮食方式加上激烈的运动,即使到达了山顶,也会跟不考虑下山的登山员一样，在下山时遇难。也就是说，体重会反弹。

大多数男性的减肥方式，就是极端的饮食限制加上进行长时间的像跑步这样的剧烈运动。当然，这种不健康的方式在短时间内可能会有很好的效果，但真的很让人担忧。这种不计后果的减肥方式虽然能带来一时的自我陶醉，但这个人的生活方式依旧是没有计划，走一步看一步，反弹是必然的。

这正是典型的没有计划、一无是处的低收入男性的生活方式。

本书并不把减肥仅仅当作减少体重的方式来对待，同时也向读者建议怎样的饮食方式才能让大家充分发挥"能赚钱的商业能力"。

身体，是我们最重要的资本。让身体健康自不必说，让身体更敏锐的方法、弄清楚"为什么这样"的根本原因，对于拥有最佳的表现，是很必要的。改变至今为止在看似和谐的氛围中盲目选择的状况，分析遇到瓶颈的原因和下一步行动的根据，获得可以实际操作的"想法"以及在减肥中正确的知识，这样，你的"生活方式"才会真正发生变化。

目　录

1

第一章

高收入男性都能
控制自己的饮食

"肥胖的男性做不好工作"
是真的吗?

上班第一天被上司训斥的话

我认识一位跳槽到外资企业的男性。他第一天去上班时,上司跟他说的话不是关于工作,而是可以看作"威胁"的警告:"你如果吸烟的话那就趁早戒掉。还有,你看起来有点发福,要把体重减到正常水平。如果你连这个都做不到的话,那么你在这里是没有发展前途的。"

确实,环顾一下职场,基本看不到肥胖的人。以总经理为代表的干部层中,也几乎看不到中年人特有的啤酒肚。

曾经每天吸烟20根以上的他,在网上找了公司附近的禁烟诊所,开始了禁烟治疗。他当时身高170厘米、体重80千克,在买了一本减肥书之后开始了无糖饮食,并且每周去两次健身房进行肌肉训练和游泳。或许是这些努力的结果,他的体重成功减到了70千克,大学时代的朋友说他像是变了一个人。

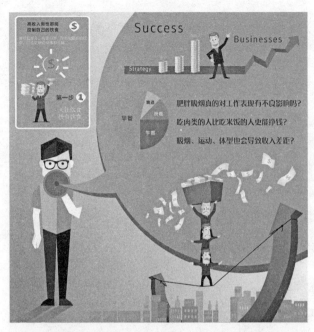

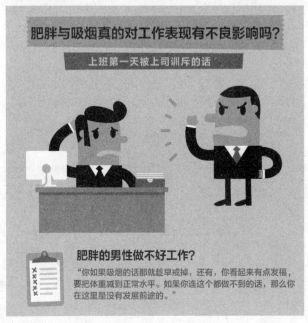

只是,肥胖与吸烟真的会对工作表现有不良影响吗?

高收入男性的饮食内容与众不同

以下是日本厚生劳动省每年发布的统计数据。

《平成 26 年国民健康·营养调查结果概要》中记录了对日本人的饮食、运动、吸烟等生活习惯,以及肥胖、习惯病等的调查结果,概要中有《收入与生活习惯的关联》这个项目。日本连这个项目都做了调查,确实很让人吃惊,但生活习惯与收入之间具有很强的关联性,是一目了然的。

这个调查对比了家庭年收入(分为 200 万日元以下、200—600 万日元、600 万日元以上三类)与生活习惯(饮食、运动、吸烟、饮酒、睡眠、体检、体型、牙齿数量)之间的关系。比较有趣的,是对各收入等级的谷类(米饭、面包、乌冬面、中华荞麦面、甜食)、肉类(牛、猪、鸡、鱼肉)及蔬菜类的摄取量的比较。

年收入不足 200 万日元的男性,平均一天摄取谷类 535.1 克、肉类 101.7 克、蔬菜 253.6 克;年收入所得 600 万日元以上的男性,平均一天摄取谷类 494.1 克、肉类 122.0 克、蔬菜 322.3 克。

多吃肉的人比多吃米饭的人更能挣钱?

从上面这个统计我们可以看出,与收入较低的男性相比,收入较高的男性吃米饭或面包等主食较少,而吃肉类较多。

首先我们能想到的是,同样量的米饭、面包等主食,肯定要比肉等主菜的价格更便宜。也就是说，存在因为有钱所以可以吃更多肉类这样一个纯粹的经济方面的差异。

从健康方面来说，最近的营养学研究也证明了，比起吃谷类也就是碳水化合物类（糖分），吃肉类或鱼类中蕴含的优质蛋白对人的身体更有益。碳水化合物并不完全等同于糖类。后面将会有很多篇幅涉及营养素，目前仅就碳水化合物与糖分的关系做一下简单说明。

糖类中有葡萄糖、果糖等单糖类，乳糖、麦芽糖等双糖类，以及淀粉、糖原等多糖类这 3 类。这些统称为糖类。在这些糖类中添加有食物纤维的，就是碳水化合物。一般大家会以为不甜的米饭、面包、面食类等属于碳水化合物，巧克力、糖果等甜食属于糖类，但这是错误的。说到底，只有糖类加食物纤维才总称为碳水化合物。请不要忘记米饭、面包、面食类中，都含有绝不输于甜食的糖分。

另外，也许读者会感到很吃惊，食物纤维竟然是糖分的同类。事实上，食物纤维是由无数的单糖类集合而成的多糖类。

摄取优质蛋白是成为高收入男性的必要条件这一问题，将在后文再与大家探讨。

吸烟、运动及体型的差异
是否也会导致收入差距?

从数据上看吸烟率与收入差距

在本章开头处,我提到我的朋友开始了禁烟治疗。那么,吸烟与收入也有关系吗?

据日本《平成 26 年国民健康·营养调查结果概要》显示,年收入不足 200 万日元的男性的吸烟率为 35.4%;与此相对,年收入 600 万日元以上的男性的吸烟率为 29.2%。果然,不抽烟的男性比抽烟的男性平均收入更高。

大家都知道吸烟对身体不好,尤其会提高患肺癌的概率。日本国立肺研究所对平成 2 年(1990)和平成 5 年(1993)参与调查的 40—69 岁、共计 9 万名男女性进行了截止到平成 11 年(1999)的追踪调查,结果显示,吸烟的人比不吸烟的人患上肺癌的概率要高 4—5 倍。此外,调查结果显示,患肺癌的男性中起因于抽烟的,占到了 68%。

吸烟即尼古丁依存症,光靠意志来戒烟是非常困难的,所以认为戒不了烟是因为意志力薄弱,不完全正确。但是,如果像前面提到的那位朋友一样决定要戒烟的话,就可以通过戒烟治疗,借助药力帮助戒烟。

像上面这样,当出现问题时去寻找解决问题的方法、付诸实践,是很重要的,这也同样适用于很多商业场合。可以说,努力寻找超出自己能力的问题的解决办法,才是成为高收入男性的方法。

运动与体型也会导致收入差距?

根据上面的调查,有无运动习惯似乎与收入差距没有太大关系,但就一天所走的步数来说,年收入不足 200 万日元的男性平均每天走的步数为 6 263 步,而年收入在 600 万日元以上的男性平均每天走的步数为 7 592 步。如果按照约 70 厘米一步来计算的话,一天就相差 900 米。关于这个差距可以有很多种解释,但如果是同样在外跑业务的营业员,那么走路多的人就有可能拜访了更多的客户,对工作更加积极主动。

体型与收入有关系吗?

年收入不足 200 万日元的男性的肥胖率(BMI 为 25 以上)为 38.8%,年收入 600 万日元以上的男性的肥胖率为 25.6%,低了 13 个百分点。年收入越高的男性,越没有肥胖的倾向。

说得武断一点,也就是,肥胖的男性很难成为高收入男性这个假设,是成立的。

有人认为肥胖的原因是运动不足,但运动习惯在年收入不足

200万日元和年收入600万日元以上的人群中并没有明显区别。所以说,饮食的内容,尤其是糖类中心还是蛋白质·脂肪中心的饮食习惯,才是与肥胖有关的重大要因。

因收入不同而有很大差异的另一项数值,是体检的未受检率。

年收入不足200万日元的男性的平均未受检率为42.9%,与此相对,年收入600万日元以上的男性的未受检率为16.1%,两者有很大的差异。

从这个数据可以看出,是否重视自己的健康与收入差距有很大的关系。也就是说,从平常就开始投资自身最大的资本——身体,并保持健康,是成为高收入男性的必要条件。

啤酒肚对商业人士来说
"百害而无一利"

饮食才是对自己最重要的投资

随着经济全球化的深入,开始学习英语会话,视身体为资本而去健身房锻炼身体,每天晨跑增强体质,不懈怠地对自己的身体进行投资的人,应该并不少。

这些也可以说是对自己身体的有效投资,但我确信比这更重要的投资是"每天的饮食"。

可能有人会觉得:"用运动指导减肥和美体的人说'比起运动,饮食更重要',这样真的合适吗?"确实,在减肥和锻炼身体方面,运动是一个很重要的因素。但我正因为身为运动教练,才更了解饮食才是最基本的。

只靠运动，每个月跑 350 公里来维持体型，有必要吗？

讲一个我的朋友的故事。

他在大学时代是体育部的，身为现役选手时身材健美、没有赘肉，就像专业运动员那样的体型。但是自他进入社会后，工作很忙，运动量几乎变为零，还因为工作接待的原因每天喝酒，休息日也为了缓解工作压力而和朋友们一起喝酒聊天地度过。由于这样的新人工作模式，短短两年间，他的体重增加了 20 千克，也有了啤酒肚。在久违的同学聚会上，因为没有被同学认出来，他痛下决心要减肥，于是开始了跑步。后来，他的体重以肉眼可见的速度一点点降下来，一年间减了 20 千克，成功减掉了啤酒肚。

到这里，一切都很好，但不知是跑步跑上了瘾还是怎么的，本来作为减肥对策的跑步却停不下来了，现在变成每个月不得不跑 350 公里。他说："如果每个月少于 350 公里的话，就会明显感觉要胖起来。每个月 350 公里是我的底线，无论如何不能低于 350 公里。"

不过，让他坚持下来的原因并不是维持体型，而是为了参加每周末的 100 公里环山跑这个项目，他自己对此也很享受。

假设他只是想通过运动来维持体型，那我肯定会建议他重新考虑一下。如果被强迫观念所束缚，跑 350 公里成了义务，体会不到一点快乐，仅仅是消磨时间，那也只是徒劳。

平均每天跑 10 公里以上是多么不寻常的一件事，我相信你们也能理解。但是，那样享受跑步的他，明明是因为健康和减肥才开始的,但也喊起了腰和膝盖痛。虽然避免了啤酒肚,但他的饮酒量一点也没有变化。

　　我问了一下他平时的饮食情况。与大学时代相同,每天一大碗饭是自然的。为了避免因跑步而能量不足,他还大量摄取糖分很多的食物、甜食和能量饮料。晚上或休息日跑完步后,作为对自己的奖励,还会畅所欲饮。

　　不注意饮食,摄取糖分很多、容易导致发胖的食物,然后为了消耗这些食物而进行超过身体承受能力的超强度跑步,我觉得这是本末倒置。

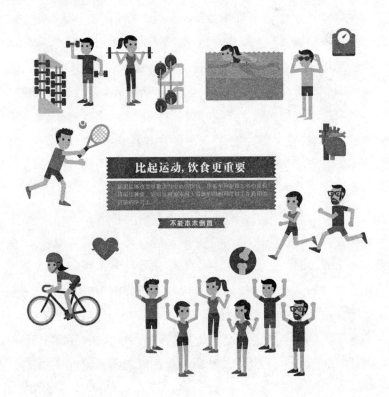

如果能够改变以糖类为中心的饮食,那么不用跑那么多也能保持最佳体重,还可以将原本用于锻炼的时间用在对工作有用的技能的学习上。

啤酒肚会使国家经济破产

通过目前的讲解,相信大家应该明白了能挣钱与不能挣钱的男性的差异,在于是否拥有健康意识,尤其在于是否重视每天的饮食。

在详细解说应该进行什么样的饮食之前,我想先就不能挣钱的男性的典型特征——肥胖,尤其是啤酒肚,进行一下说明。

我觉得在日本读者中接受过啤酒肚健康检查的,应该挺多。虽然啤酒肚健康检查已经在日本开展了近十年,但与我的朋友或是接受我的个人指导的客户说起啤酒肚来,我的实际感受是,不理解啤酒肚的真正意义的人还是挺多的。尤其是在最应该注意啤酒肚的 40 岁以上男性中,认为只需要把啤酒肚缩起来就没问题了的人有很多。

日本开始推广啤酒肚健康检查最重要的目的,是预防内脏脂肪型肥胖、糖尿病、高血压、脂肪异常症等疾病。也就是说,为了避免在有啤酒肚的人中发生脑梗死、心肌梗死等重大疾病,要预防啤酒肚。有人听说丰满体型的人更长寿,因此很安心,但是很遗憾,肥胖综合征已经超出了这个范围。

每个人的生命健康都是很重要的,但意外的是很多人觉得有啤酒肚只是自己的事,其实这是错误的。以日本为例,在超高龄社会的现今，截止到 2015 年，国民医疗费用已经连续 12 年创下新高，最终突破一年 40 兆日元的大关，平均每个国民的医疗费用为 31.47 万日元。日本政府现在已经可以说破产了，但国内老龄人数仍在持续增加。据预测，到 2025 年，日本 65 岁以上的老龄人口将占到总人口的一半，医疗费用必定也会随之增加。

如果给患上代谢综合征的人提供改善高血糖、高血压、脂肪异常症的药物的话，医疗费必然会更加膨胀，从而给国家经济增加负担。有些人认为即使自己肥胖也能成为高收入者，我觉得这并非清醒的判断。

啤酒肚是早逝的象征

啤酒肚综合征是代谢综合征的通称。什么样的状态才能称为代谢综合征呢？导致动脉硬化的要因——内脏脂肪型肥胖，以及脂肪异常症、高血压、高血糖等疾病中的任意两个以上并发时的状态，就是代谢综合征。

然而，代谢综合征意味着什么，您知道吗？

代谢综合征即糖分、脂肪在体内不能被正常代谢掉的情况，也就是代谢发生异常。"代谢"是指营养素在体内以本来应有的正确方式被消耗掉。代谢异常，是指营养素不能被正确消耗，导致身体调节机能紊乱，身体处于不健康的红灯状态，容易患上危及性命的重大疾病。

刚才已经提到过，代谢综合征是指内脏脂肪累积导致的内脏脂肪型肥胖（男性腰围在 85 厘米以上，女性腰围在 90 厘米以上），以及脂肪异常、高血压、高血糖中任意两个以上疾病并发时的状态。患上代谢综合征后,即使某一个危险因子的病况不是特别严重,但如果这些危险因子叠加在一起,病况就会变得特别严重,甚至可能会出现急性动脉硬化。

动脉硬化会带来什么危害呢?

动脉硬化,用一句话来说,就是血液的通道血管堵塞的状态。往心肌输送氧气和营养素的冠状动脉如果出现动脉硬化、血管阻塞的话,将会阻碍血液流至心肌等部位,导致心肌梗死。另外,如果脑血管发生动脉硬化、血液运行受阻的话,将会阻碍血液流至脑神经细胞等,导致神经细胞坏死,从而发生脑梗死。如果出现动脉硬化的话,想猝死都不能如愿,而且并发重大疾病的风险很高。

体脂肪中,如果腹部内脏的脂肪增加,会扰乱所有与代谢有关的荷尔蒙的作用,尤其会扰乱调节血糖值的胰岛素等荷尔蒙的作用,还会给体内所有的细胞施加氧化压。这样一来,动脉硬化会愈演愈烈,细胞将会全部坏死。

代谢综合征比较麻烦的一点是,不论是内脏脂肪性肥胖还是脂肪异常症、高血压、高血糖,如果不严重到一定程度,自己可能完全察觉不到。即使肚子凸出来像酒杯一样,也往往小瞧它,忽视它,自我安慰"到了中年嘛,有啤酒肚也没办法呀"或者"反正不痛不痒,就这样也没事"。但是,当你放任不管的时候,动脉却在一点点硬化,当你发现的时候很可能为时已晚。

对于身体就是资本的商业人士,啤酒肚不仅仅影响外观,还是健康的大敌。比起掌握工作上很难的专业知识,掌握与健康相关的基础知识的人更容易成为高收入人士，商业人士应将此话铭记于心。

内脏脂肪累积影响赚钱能力

再讲一讲啤酒肚对男士成为高收入男性，到底有多大的阻碍吧。

大多数人通过饮食所获得的能量（卡路里）的一半以上，来自米饭、面包、面类等以糖分为中心的主食，这可能是源自葡萄糖是我们主要的能量来源、是大脑和运动必不可少的能源中心这一观念。体内的糖分主要供给大脑和红细胞，以及作为速效瞬时运动的能源来使用。但是，总的来说，脂肪是作为持续缓慢的内脏活动的能源或持久运动的能源来使用的。在我们的日常生活中，需要瞬间爆发的活动有很多吗？倒不如说，长时间坐、站、步行等持续性的活动更多。因此在事实上，脂肪是与糖分同等重要，甚至比糖分更重要的、对我们来说必不可少的能源。

荷尔蒙中有一种叫做脂联素的物质。从内脏脂肪输送到血液中的脂联素可以帮助发现及修复在血管中显现的动脉硬化，或是促进细胞、肌肉将葡萄糖作为能源消耗掉，也就是"有益荷尔蒙"。越是长寿的人，体内脂联素的分泌越多。

但是，内脏脂肪过度累积的话，会导致脂联素的分泌减少，从而扰乱调节血糖中荷尔蒙、胰岛素的作用，使葡萄糖不能得到有效利用，血糖值上升，最终引发糖尿病。肌肉中消耗不了的葡萄糖不仅会给血管及细胞施加氧化压，加速动脉硬化，更会扰乱胰岛素的作用，从而导致疾病，形成恶性循环。

内脏脂肪增加导致脂联素减少，也会给血压带来恶劣影响。由于动脉硬化使血管变硬，失去收缩能力，导致正常血压值上升。另外，由于肾脏的排盐机能下降，破坏了体内的盐分平衡，这也是导致血压上升的原因之一。

显而易见，因内脏脂肪增加导致的啤酒肚，对于保持健康来说没有一点好处。说啤酒肚百害而无一利，正是因为它会引起这一系列的恶性循环。

肚子凸出来有威严，这种观念已经过时了。在重视健康的现代社会，代谢异常、不善于经营自己身体的人，如果能成为高收入男性，那真是天大的疑问。

光靠运动解决不了啤酒肚问题

消除啤酒肚,"运动"不合适?

相信大家都已经明白,消除啤酒肚是通往健康的捷径,是成为高收入男性的起点。那么应该怎样消除啤酒肚或预防啤酒肚呢?

可能大多数人都认为,只要靠运动消耗能量就可以了。

从结论上来说,确实,如果将"消耗的卡路里＞摄取的卡路里"作为减重的基本标准的话,消耗卡路里的运动的确是消除啤酒肚的一个方法。但是,身为运动教练,我并不认为固执于此是有效的好方法,有时候甚至有变得更加肥胖的危险性。

刚才已经提到过,在年收入不足 200 万日元和年收入 600 万日元以上的日本男性中,有没有运动习惯这一项并没有很大差异。据《平成 26 年国民健康·营养调查结果》显示,年收入不足 200 万日元的男性,没有运动习惯的占 70.9％;而年收入 600 万日元以上的男性,没有运动习惯的占比为 68.2％。似乎日常是否运动与能否成为高收入男性之间,并没有太大关系。

这与刚才所说的运动并不是消除啤酒肚的有效方法，正好是一致的。

只靠运动的减肥效率极低

运动不能消除啤酒肚的另一个理由是，即使运动了也无法如期待的那样消耗能量。

比如，体重50千克的人以时速8公里的速度跑步30分钟所消耗的卡路里，约为200卡路里。200卡的能量如果用食物换算的话，就是一块披萨的量。吃掉一块披萨仅仅需要一分钟，但为了消耗这些能量却不得不跑步30分钟。可以说，靠运动来消耗摄取的能量，是时间效率特别低下的减肥方法。

但是，大家知道1千克体内脂肪所包含的能量吗？

事实上，1千克体内脂肪拥有7 200卡路里的能量。也就是说，简单计算一下，只靠运动消耗掉1千克的能量，需要将时速8公里、时长30分钟的跑步连续保持36天，一天都不能间断。

这样的运动，很难说真能提高心肺功能、对健康有益。如果继续坚持这个方法，试图在10个月内减掉10千克的量，恐怕是很不现实的。

将通过饮食控制卡路里摄入与每天跑步放在时间的天平上一比较，到底应该重视哪一边，答案一目了然——当然是改善饮食生活！至少，企图不改善饮食而只靠运动来消耗卡路里的行为，就像是通过做时薪很低的兼职、夜以继日的劳动来取回在赌场上一瞬间化为乌有的金钱，然后又在一瞬间挥霍掉一样。

即使不被消耗卡路里的观点所束缚，也有人受很久以前就流行的有氧运动的影响，认为不进行有氧运动，体内的脂肪就燃烧不了。

确实，通过跑步和快走，可以将体内脂肪作为能源消耗掉。比如快走，因为比跑步、游泳强度小，可以长时间进行，一直被视为安全燃烧脂肪的有效运动。

如果是坐办公室、日常运动量较少的人为解决运动不足问题、保持身体健康而进行运动的话，那我没有任何异议。但是，如果把它当作以燃烧脂肪为目的的减肥运动的话，恐怕没有比这效率更低的事了。

有氧运动，是指利用氧气消耗体内能量的运动。对于有氧运动来说，越是可以长时间进行的低强度运动，越是可以有效地利用氧气。所以，有氧运动并不是靠快走、跑步、游泳、室内动感单车等具体运动的种类、项目来决定其效率，而是由基于运动的强度和运动时间来计算的有氧性的高低来决定的。

很多人想当然地以为，有氧运动的效率提高了，就可以有效燃烧脂肪。确实，有氧性越高，脂肪燃烧的效率就越高。但是，因为运动时间比较长，所以运动的强度相对较低，在相同时间内燃烧的能量减少，因此时间效率还是很低的。

上面提到过，体重50千克的人以时速8公里的速度跑步30分钟，消耗的能量大约是200卡路里；同样的时间，如果是快走的话，只能消耗100卡路里。也就是说，消耗200卡路里的话，大约要多花一倍的时间。

就像我反复提到的，蕴含200卡路里能量的一块披萨，一分钟就被吃掉了;消耗同样的能量,却要跑步半小时或快走一小时,时间效率真的很低。不管这消耗的 200 卡路里中脂肪的比例有多高,通过跑步和快走,最多不过消耗几克脂肪的量。

无论怎么想都觉得,试图通过运动消耗能量、减少体内脂肪来消除啤酒肚,并不是有效的方法。

还有一个现实问题,对于工作很忙的商业人士来说,每天抽出一小时快走并不是一件容易的事。早起在上班之前走一走,或是下班回来后走上一个小时,这种行为恐怕只有在消除啤酒肚意识高涨的最初能坚持一小段时间。如果一年 365 天每天都要坚持的话,恐怕保持动力首先就是一件相当难的事。

当然,我的意思并不是让有上下班时多走一个车站或不利用电梯而走楼梯的生活习惯、为了健康每天保持一定运动量的人,放弃这些运动。在不重视改善饮食而一味强调运动减肥的"运动至上主义"的社会里,如果有人能理解作为运动教练的我提出来的这个反论,那我就满足了。

一运动食欲就上升的讽刺

我反复提醒、希望大家不要误会的是,我并没有说运动不能作为消除啤酒肚的手段。只是,我在工作上经常接触到关于运动的咨询,或许对于一般人来说运动的门槛很高,所以导致大家对运动抱有过高的期待。过度相信跑步的效果,幻想"运动的话很快就可以瘦下来""因为运动所以健康",导致仍有很多人误以为"要瘦的话果然还是要跑步",把减肥等同于跑步。然后,这些人固执地深信"我现在是运动不足,一旦开始运动的话,肯定会马上跟变了一个人似的"。从我的朋友的事例也可以看出,只靠运动消除啤酒肚的话,很有可能深陷每个月必须要跑350公里,否则就不能维持下去的这种极端运动依赖症。

此外,运动还有一个"圈套",那就是越运动食欲越大。关于为什么越运动食欲越大的生理机制,我会在下面详细说明。好不容易因运动消耗了能量,但在运动后体力不支,便大量食用米饭、面包、甜点,或是觉得运动后的啤酒尤其美味,便大口大口喝酒,那就完全没有效果了。

运动比较麻烦的地方,就在于可以让你品尝到成就感。哪怕运动并没有使你消耗很多能量,但是"我可跑了5公里""我今天总计快走了近一小时,厉害吧"这种成就感很容易高涨。然后,便想用好吃好喝来奖赏自己,结果很容易导致比平时吃得更多。

时速8公里跑30分钟、快走1小时,只能消耗200卡路里的能量。但是,奖赏自己吃个甜食、面包的话,轻轻松松就摄取了400卡路里的能量,这样的话,反而最后还多摄入了200卡路里。

我因为工作关系,认识很多现役运动员。他们的运动量何止是普通人的一两倍,简直是天壤之别。但他们的饮食,虽说在有比赛的时候会多吃一点,不过也不至于吃下正常量的两倍。准确地说,他们的饮食并不只是单纯地增加量,而且是多摄取需要的营养素,控制容易超标的营养素,同时利用营养品合理地进行调整。

比如,即使他们消耗了更多的能量,但如果跟普通人一样喝酒吃甜点的话,那么无用的脂肪依旧会累积。所以说到底,在重要时期如果不控制酒类和甜点的摄取、不改善饮食,就不能练就理想的身体,取得优异的成绩。可以说在这一点上,运动员跟一般人没什么两样。

所以,请记住跑了 5 公里或是在健身房挥汗如雨的成就感,有可能因为一瞬间的松懈而成为泡影。如果忘记这一点的话,很有可能因为对运动效果的过高期待,导致运动后的奖赏也越来越"丰厚"。

能抵制眼前食物诱惑的人相当了不起

过去经常有人来咨询我:"我每周去两次健身房,游泳一小时或是骑动感单车,直到全身汗透。为什么我的体重完全没有减下去呢?"

我问了问他运动后的饮食,原来他不只平时每天晚饭要喝一杯啤酒,运动后更是因为出了汗,心情很好,要比平时多喝个一两杯。这样的话,要想瘦下来当然是很难的事了。

应该是运动后的成就感让他自我感觉"我运动了这么多,喝一杯酒应该没问题吧"。的确,健身房也没有风,确实能出很多汗,让人很有成就感。但是,350 毫升的啤酒含 150 卡路里、10 克糖分,喝两杯的破坏力,正好抵消了骑动感单车辛辛苦苦消耗的能量。

"总比不运动就喝酒强。"可能有人会这么觉得。这也不能否认,但反过来说,"不运动的话就不会喝这么多了",这也是事实。因为运动后的安心感而产生过多的欲望,可以说在我的指导生涯中经常碰到。

因为运动后的安心感和成就感而掉以轻心,导致平时严格控制的饮食欲望变得更加强烈……对运动的深信不疑和过高的期待，反而会引起误解的产生。

"多吃的部分就靠运动来消耗"这种想法，对于高收入男性来说，是极不明智的。肚子饿的时候，拿起小吃和糖果，肚子反而会更饿，食欲也变得更大。这样的体验，相信谁都有过吧。人也是动物，眼前有食物的时候，想吃掉它也是很正常的。即使一开始可以靠理性来自律，但一旦吃了第一口，就会放松警惕，然后一口气吃到心满意足。尤其是有啤酒肚的人，平常就有暴食的倾向，很容易食欲高涨。

要知道，如果平常就为了减肥而压抑食欲的话，就更容易陷入因为运动后的安心感和成就感而欲求高涨的"食欲地狱"。有购物金额与自己的收入不匹配的"暴买癖"的人，即使是借钱也要把想要的东西买到手；而沉迷赌博的人，这个倾向更加明显。

不按照自己平时的活动量和运动量来调节饮食，而是跟着自己的欲求随心所欲地吃东西这种行为，与上面那种状态很相似，可以说是疯狂不受控制的病态。

掌握正确的知识，客观正视自己，不仅在工作中，在私生活中也是越来越必需的能力。想象一下，如果凸着个大肚子的上司斥责你"好好想想没有成功的原因"，恐怕你也只会烦躁地想把这句话塞回他的肚子里去吧。

影响工作表现的饮食

以糖类为中心的饮食使你不能成为高收入男性

"饮食是对自己的投资",同时,"能控制饮食的人才能成为高收入男性"。因此,必须从以糖类为中心的饮食转变为脱离糖类且充分摄取蛋白质、脂肪的饮食。详细的解说将在下一章进行,在此先说明为什么以糖类为中心的饮食是失败的。

典型的"不能使你成为高收入男性的饮食",到底是什么样的饮食呢?

感觉"刚起床没有食欲"的人,应该不少吧。比如,前一天晚上8点吃的晚饭,第二天早上7点起床,如果不吃宵夜的话,那就是11个小时什么都没吃了。既然如此,为什么还是没有食欲呢?

确实,睡觉的时候跟白天相比,活动量减少了很多,所以没有消耗特别多的能量。但是,睡觉的时候,我们的心脏还在跳动,呼吸还在进行,消化吸收晚饭摄取的食物等生命活动也还在继续。

我们主要靠消耗糖类和脂肪等能量源来创造能量,这个过程被称作能量代谢。能量代谢中有维持生命活动的基础代谢,有维持工作和运动等的生活活动代谢,还有肝脏分解饮食中的糖类脂肪等营养素时产生的、作为体热被消耗的饮食诱发性热产生。

在这些能量代谢中,你认为最消耗能量的是哪一种呢?

在生活活动代谢中,因为我们可以实际感受到工作和运动消耗能量,所以觉得生活活动代谢最消耗能量的人应该不少吧。事实上,维持生命的基础代谢占了我们能量消耗的 60%—70%;生活活动代谢为 20%—30%,也就是不到基础代谢的一半;饭后进行的饮食诱发性热产生,为 10%—20%。

从以上数据可以看出,我们即使在睡觉期间也消耗着相当的能量。这与公司的费用收益报表相同,如果不明白销售额为何这么多,经费又为何使用了这么多的话,就没法经营了。实际摄取和消耗的能量虽然不能像金钱一样准确地计算,但如果完全没有一点感觉的话,可能连收支平衡都很难做到。

早饭吃面包、点心、米饭的人赚不到钱

说起吃早饭,"比起吃早饭宁愿选择多睡一会儿"的人应该不少。尤其是单身男性,大概早饭都是便利店的饭团、面包等加点果酱,迅速吃完就出门吧。

"早饭必须要吃,要给大脑补充葡萄糖!"越是高声倡导要吃早饭的人,意外地其早饭越是随便敷衍。尤其是越觉得吃什么都可以但一定要吃早饭的人,就越容易选择比较方便的面包。这样,早上摄取了超过一天必要量的糖分而导致能量过剩的人非常多。此

外，一大早就喝能量饮料和罐装咖啡的人也很多。说真的，如果持续这种糖分过剩的早餐模式，离肥胖也就不远了。

在这里介绍一下我的早饭。

我如果早饭吃米饭、面包等以糖类为中心的食物的话，反而经常容易犯困，表现低下。过去，我不是很明白其中的道理。以前我总以为没有比吃早饭更重要的事，但仔细一想，从学生时代开始，每天早上一吃面包，第一、二节课的时候就会特别困，集中不了注意力。没吃早饭的话，反而会觉得头脑很清晰。于是，我便开始不吃早饭，还被父母批评过："不吃早饭不行！"

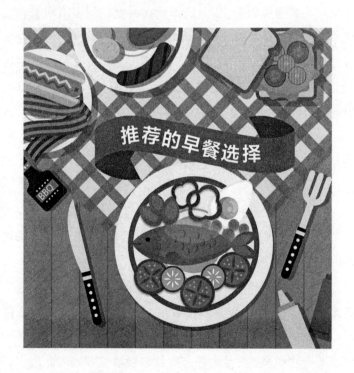

现在我明白了，以糖类为中心的早饭会使血糖值过度上升，然后又因为胰岛素的作用使之急剧下降，导致犯困，表现反而不佳。

明白了这个道理之后，我开始减少早饭中糖类的摄入，而以西式炒鸡蛋、菜肉蛋卷、煮鸡蛋等蛋白质和脂肪丰富的蛋类料理为中心，摄取纳豆、鸡肉、罐装鲭鱼等高蛋白食物。时间不够的时候，有时也直接食用蛋白质营养品。很多人觉得蛋白粉是运动的人才喝的，不运动的人即使喝了也只是徒增体内脂肪，给人感觉是健体用的肌肉增强剂，这完全是误解。摄取同样量的米饭和面包，远不如摄取同样量的蛋白质对身体有益，成为体内脂肪的效率也更低。平均每克 4 卡路里的能量含量明明一样，但在体内发生的变化却完全不同。

当然，因为蛋白质是液体，与固体物质不同，不够耐饿，光喝这个的话很快肚子就会饿了。而秘诀就是添加一些水溶性食物纤维（菊粉或耐消化的糊精）和优质的脂肪（MCT 油等），这样消化就会变慢，也会耐饿多了。

早上吃得下牛排烤肉就不错，对于早上吃不下这么的油腻食物的人，我推荐蛋料理、纳豆、罐装鲭鱼、蛋白质。虽说蛋白质很好，不过我建议大家尽量避免食用香肠、火腿、熏咸肉，因为这些加工食品中有很多质量不好的脂肪及添加物。当然，并不是说完全不能吃，只是并不推荐。

午饭吃咖喱饭、拉面、大碗盖浇饭的人赚不到钱

说起公司职员的午饭，几乎都是咖喱饭、拉面、牛肉、猪排盖浇

饭等面饭类或快餐类。每天变换着吃拉面与叉烧、乌冬面与油炸豆腐寿司、汉堡包与炸薯条这些"糖类＋糖类"的"啤酒肚套餐"的人,应该也不少。

并且,猪排盖浇饭和咖喱饭不仅以糖类为中心,能量很高,还包含了很多脂肪,可以说是失败的菜单。猪排盖浇饭的食材中,米饭占了五分之四,猪排的成分之一为小麦粉,所以就是"糖分＋脂肪"的组合。意外不为人所知的是咖喱饭。一般咖喱的原材料是小麦粉,也就是说摄取的是混杂了香辛料和油的小麦粉以及米饭。一般的咖喱饭,也可以说是"糖分＋糖分"的"啤酒肚套餐"。

吃完午饭后一旦准备开始工作,就注定了要犯困两小时,这种经验相信大家都有吧。就像吃完晚饭就想睡觉一样,吃完午饭犯困不是理所当然的吗? 可能有人会这么想。确实,因为生物钟的节奏,吃完晚饭后,自律神经中给人带来放松感的副交感神经开始工作,导致人想睡觉。白天的睡意虽不如夜间强烈,但吃完午饭后副交感神经也会开始工作,使人会有一点犯困的感觉。

但事实上,午饭后犯困的原因与吃完早饭后犯困的原因相同,是由于糖分的过剩摄取导致的。

上午确实消耗了能量而导致体内能量枯竭的技术人员姑且不谈,可以说很多公司职员相对于自己的运动量,摄取了过剩的糖类来源的能量,而结果就是导致血糖出现剩余,大量胰岛素被消耗后的低血糖致使睡意来袭。

另外,不犯困的人也有可能是体内脂肪吸收能力比较强的人。胰岛素的灵敏性很高,如果在血糖值完全上升前,体内脂肪能将糖类吸收掉的话,也不会出现低血糖的情况。

但是，如前所述，这也会使内脏脂肪增加，导致胰岛素的敏感度下降，作用减弱。"虽然不犯困，但是好像有啤酒肚了……"有这种感觉的人，可以说身体已经亮起了黄灯。

"狼吞虎咽"的人赚不到钱

工作很忙的话，很容易养成还没好好咀嚼就吞咽的吃饭习惯，这样的饮食习惯也会导致啤酒肚。

关于啤酒肚与狼吞虎咽的关系，已经有很多研究结果。比如，年轻时越是狼吞虎咽将来肥胖的倾向越明显、越是肥胖的人咀嚼的次数越少等。通常，从我们开始吃饭到感觉肚子饱了，大约要花20—30分钟。这是因为通过咀嚼这个行为，我们的大脑开始分泌组织胺，该物质是由刺激饱腹中枢产生的。但是，如果不咀嚼就狼吞虎咽的话，在大脑还没有发出饱腹信号之前就已经吃撑了，这也是导致肥胖的原因。

至此为止一直提到的刺激满腹中枢的组织胺，事实上还有减少内脏脂肪的作用。它可以抑制脂肪合成所必须的酶的作用，使脂肪难以形成。另外，通过咀嚼也能促进容易忧郁的人体内分泌较少的5-羟色胺。5-羟色胺是可使精神安定的物质，但它与刺激满腹中枢的组织胺一样，有着防止过食的作用。

咀嚼对我们只有好处没有坏处，那究竟是什么本能导致我们狼吞虎咽呢？

事实上，我过去也有一段时期经常吃得特别快，那个时候我坚持的理论是"端上来后马上吃会有最好的味道，慢慢吃的话就失去了食物原有的美味"。确实,有很多饭菜刚刚做出来的时候,趁热吃是最美味的。想在这种状态下吃到美食的心情,是可以理解的。但是,在体验过不骄不躁、运用自己的五官享受美食之后,我便不再欣赏囫囵吞枣的饮食方式了。

所谓运用自己的五官享受食物,即用眼睛感受色彩和食物的拼盘花样,用鼻子去感受食物的风味,用耳朵去感受咀嚼食物的声响,把食物放在嘴里感受通过喉咙时柔软的触觉,咀嚼时通过舌头感受味道的变化以及隐藏在其中的味道。从巧妙思考、精心调制的料理到毫无人工添加的天然食物,都可以做到慢慢品尝其美味了。

快食也许也是一种品尝美食的方法,我并不否认这一点。但是,如果只是为了填饱肚子而胡乱地吃,导致出现啤酒肚的话,那就只好否定它了。

我虽然一直强调每天的饮食就是对自己的投资,与工作也是相通的,但是从胡乱投资的那一刻起,你的身份就降低了。也就是说,通过一个人吃东西的方式,可以判断出他的秉性。

首先,为了预防囫囵吞枣,应该养成将食物放入嘴后咀嚼30次以上的习惯。但是,这种事情也只有被这么说时才会做一下,很难变成个人自身的习惯。更好的方法是,试试将食物放入嘴后慢慢品尝其味道,同时思考味道是怎么变化的。如果"喜欢吃"是指将食物投入空腹的话,那么这样做就是真正意义上的享受食物了。

另外,如果是因为没有时间而囫囵吞枣的话,那只能说是因为时间管理非常差,以至于连非常重要的投资时间都要压缩。

与美食的相遇始于调整好时间管理和价值观之后。这样的话,虽然饮食的时间变长了,但可以用比平时更少的量获得更多的满足感。

晚饭影响睡眠质量

很多人倾向于重视晚饭。虽然说睡觉时基础代谢仍在消耗能量,但是比起白天代谢量还是少了很多。当然不能说能量摄取了并没有用处,但是晚饭应尽量在睡觉前 3 个小时进行,从而使睡觉时内脏的负担减少。

晚饭吃什么,实际上与睡眠质量有很大的关系。很多人认为不应该吃难以消化的肉类,但这也不全对。

意外地不为大家所知的是,消化中枢器官——胃的消化液主要是分解蛋白质的消化酶。也就是说,我们的胃主要是消化蛋白质的器官。但是,如果吸收了过多的碳水化合物,会怎样呢?米、小麦等淀粉质光靠唾液中的淀粉酶是不能被完全消化的,被分解成葡萄糖是在小肠中进行的。但是,经过胃的必须是像粥一样的液体才行。如果有肉类的话,确实会更难消化,可以说更容易导致胃消化不良。

当然,如果适量摄取的话会降低消化速度,可以抑制急剧的吸收,也可以控制血糖值的猛升和体内脂肪的过度储蓄,所以也有好处,但在临睡前最好还是要避免。睡眠时内脏的运转很弱,如果残留过多未消化的食物会阻碍睡眠,导致睡眠质量下降。

早上起床感觉很疲惫,很有可能是因为前一天晚上的晚饭时间太晚,导致胃不眠不休地工作了整整一晚。

轻易限制糖分是否可取？

有的人一天当中不吃点米饭，就感觉自己好像一整天什么都没有吃，这样的人没有必要强行抑制自己。我觉得，既然不是糖尿病患者、需要时时控制血糖值，那就没有必要执行过度的糖分限制。但是，糖分是只能转化成能量的营养素，所以要根据自己的运动量来适量摄取。

如果没有运动的习惯，每天也没有很多活动量的话，一顿下来平均 80 克的米饭是在容许范围之内的。普通的饭碗一碗大约有 160 克米饭，所以可以半碗为基准。如果感觉半碗米饭太"寂寞"的话，可以把饭碗换成小号的或有重量质感的，这样即使米饭量比较少，也容易获得饱腹感。在外面吃的话，很容易出现比平时吃得多的情况，这个时候可以尝试对店员说"米饭请上最少量"，或者干脆不要米饭，从而充分地享受各种菜肴，回到家后再吃少量米饭等，也是可行的。

虽说糖分是导致肥胖的主要原因，但亚洲人如果像减少罐装甜咖啡、碳酸饮料等饮品或点心等甜食一样，突然减少主食米饭的量的话，还是会伴随很多风险的。当然，如果是在掌握了正确的知识后对自己要求严格地限制糖分的话，我是没有异议的，因为我觉得只要掌握了知识，是可以用知识来保持身体健康的。

我觉得危险的是：跟风糖分限制的热潮，深信如果不减少糖分的话就不能瘦下来，因此突然完全停止米饭的进食，抑制自我，强行进行严格的糖分限制。没有正确的知识，只是禁止全部的糖分，只会导致营养不良,把身体搞垮。主观片面地认定糖分有害,又没有意识到吸收更多其他营养素的重要性,就盲目限制糖分,只会营养不良,导致在无法抑制的食欲来袭时狂吃不止,最后发生反弹。

可以说,这与没搞清楚消耗卡路里与摄取卡路里的关系,就试图通过运动来消耗卡路里、盲目坚持跑步的人,是一样的思考方式。任何事情都应该在行动前仔细思考,虽说没有必要因害怕失败而战战兢兢,但早一点发现失败,以失败为成功之母,进而思考正确方法的能力,是很重要的。不假思索就盲目模仿他人说的或是自己看到的,重复失败以后也没有进步,只好又寻找别的方法,这样的人,怎么想也不可能赚到钱。如果要开始糖分限制,先要思考对于现在的自己怎样的目标才是现实的,然后再开始限制,这才是明智之举。

我为什么认为一顿 80 克的饭量是比较合适的量呢?因为 80 克米饭中含有糖分 20 克,大部分人摄取了这 20 克糖分,再加上菜肴中含有的其他糖分,就不会导致血糖值急剧上升了。

胰岛素并不是恶魔

关于胰岛素,前面已经提到过,但有必要进行更加详细的说明。导致肥胖的原因是糖分的过剩摄取,相信这一点大家已经理解了。

血液中的葡萄糖与氧气一起进入细胞燃烧,产生能量。葡萄糖进入细胞时,胰岛素的作用是必须的。胰岛素发挥着怎样的作用呢?它就是打开细胞大门的钥匙,使葡萄糖进入细胞。糖分为中心的饮食会导致血液中的葡萄糖急剧增加,即当血糖值上升时,胰腺会分泌出大量的胰岛素,使葡萄糖进入细胞。大多数葡萄糖是以肌肉为代表的多数内脏细胞的能量源,但细胞吸收葡萄糖的能力也是有限的,没有被细胞所吸收的葡萄糖便残留在血液中。

因为糖分是重要的能量源,所以通常摄取的量会百分之百地被我们的身体所吸收。没有被肌肉等容易消耗能量的细胞吸收而多出来的葡萄糖,会作为中性脂肪被脂肪细胞吸收储备,以备饥饿时所需。

胰岛素虽然经常被冠上"肥胖荷尔蒙"这样一个不好的名称,但是它对我们的身体绝对不是有害的。它不仅是重要的能量源,还能安全吸收多余有害的葡萄糖,是非常重要的荷尔蒙。所以,不要片面地认定胰岛素有害,而要使其正确发挥作用。

日本糖尿病患者的半数为非肥胖的标准体型

糖分虽然是重要的能量源,但是如果过量残留在血液中的话,反而会成为给细胞施加氧化压的有害物质。所以,血糖值很高的状态,也可以说是体内有毒物质正在蔓延的状态。而胰岛素就发挥着缓解高血糖状态、将葡萄糖分配到必要的地方去的重要作用。

事实上,日本虽然是以米饭为主食的民族,但身体与欧美人相比,胰岛素的分泌量少很多。另外,据说有三成以上的日本人拥有过量摄取糖分后无法顺利降低血糖的基因。此外,胰岛素的分泌和功能比较弱的这一类人,虽然也许身体并不胖,但患上糖尿病的概率非常高。

日本虽然是发达国家,但也是有名的"瘦子国"。尽管如此,日本的糖尿病患者数量却占到世界第 9 位(据 2015 年国际糖尿病联合组织的数据)。与大多数国民因肥胖而患上糖尿病的其他国家相比,日本一半的糖尿病患者并不肥胖,均是 BMI 在 22 以下、体重低于标准体重的人。

那些因"我这么瘦,肯定不可能得糖尿病"而掉以轻心的人,如果饭后容易犯困,那么就要注意一下饭后血糖了。在身体管理上,肥胖与不肥胖并不是唯一的衡量标准。控制血糖并不仅仅是限制糖分,应当结合自己的活动量和体质,合理控制糖分。

控制糖分的方法,或许与你对金钱的控制力,也就是与你花钱的方法相类似。

不会发胖的饮酒方式

有这么一种说法:"只要不是啤酒、日本酒这种糖分很多的酒,基本上酒都可以被消耗,而不会成为体内脂肪,所以不含糖分的烧酒或威士忌喝多少都不会胖。"但是,这种想法并不是完全正确的。

每克酒精中含有 7 卡路里的能量。有人认为,与其他营养素被肠道所吸收不同,酒精一进入体内就会迅速被胃吸收,由肝脏代谢后成为热量,迅速被燃烧散发掉。证据之一,就是喝完酒后,身体开始发热。有这种体验的人,应该有很多。

酒精被摄取之后,在作为体内脂肪被存储之前,就作为热量被消耗掉了,所以不用担心会变成脂肪……这一点并不完全正确。对它的正确解释是,酒精并不是全部被胃吸收,也会被肠道吸收,而且如果超出了肝脏的处理能力，多余的量还是会作为体内脂肪被储存下来的。

刚开始的一两杯酒让身体慢慢变热的程度还好，后来渐渐开始醉了，是因为肝脏已无法处理过多的酒精毒素，导致体内的酒精浓度升高。酒精被分解后成为乙醛这种有毒物质，这就是导致宿醉的原因，也是脸发红、恶心犯呕的元凶。宿醉即因为人摄取了超过肝脏处理量的酒精，导致体内乙醛增多，未能处理完，而残留到第二天的状态。这个时候，肝脏还能正常处理其他糖分、脂肪等重要营养素吗？想想都不可能。就算说承担了基础代谢30％的任务的肝脏此时完全没有发挥作用，也不为过。

酒精的抗体存在很大的个体差异，除去一部分完全不能喝酒的人，虽然喝得慢但可以喝很多、千杯不醉的人，以及受酒精影响最小、不会发胖的人，这些人有什么特点，是完全说不准的。

但是，本来就含有很多糖分的啤酒、日本酒、果酒、白酒等酿造酒，应尽量避免。要喝的话，尽量选择烧酒、威士忌、白兰地等蒸馏酒或红酒。重要的是，要避免"糖＋酒精"这种容易积累体脂肪的搭配。享受少量的"糖＋酒精"及大量喝含有无糖酒精的酒，在体内引起的变化是不一样的，不能一概而论，也很难断言后者就一定不会发胖。

下酒菜决定胜败

还有一个问题，就是关于下酒菜。

经常有人说"导致肥胖的不是酒，而是喝酒时吃的下酒菜"。

事实上,酒精的摄入会使食欲大增、脂肪的吸收能力变好,所以喝酒时吃什么是很重要的。

最推荐的下酒菜是生鱼片、干酪生牛肉片、混合坚果、毛豆、菇类凉拌菜、海藻沙拉等富含高蛋白、维生素、矿物质的食物。这也是因为,分解酒精的肝脏酶是由蛋白质构成的,所以蛋白质的供给补充是很重要的。同时,维生素 C 族、维生素 B 族以及镁、锌等矿物质,也会对酒精的分解起到辅助作用。所以,尽量多吃这些富含营养素的下酒菜吧,而且营养素对脂肪的燃烧也是必不可少的。

边喝酒边补充一些对分解酒精有帮助的营养素是很重要的,同时也能预防肥胖和烂醉。有一部分人特别喜欢喝酒,不吃下酒菜,只是大口大口地喝酒,觉得只要有酒就足够了。而且这些人都意外的很瘦,于是便经常炫耀,认为不吃下酒菜就不会发胖。但是,这样的人大多肝脏情况不妙,很有可能患有脂肪肝。

这种情况的危险在于,如果饮酒过量,哪怕肝脏处理能力再好,处理过程本身也会消耗大量维生素 B 族和 C 族,以及镁、锌等矿物质和其他氨基酸。这种人的典型体型是不健康的消瘦,因为身体的代谢功能下降,肌肉较少,手脚纤细,下腹部微微凸出,呈葫芦型身材。这样虽然不肥胖,但也很难避免肝硬化、非肥胖型糖尿病的风险。体型消瘦的人,即使不会患上代谢综合征,患上生活习惯病的风险还是很高的。

并且,最后的考验在喝完酒之后。

与公司的同事在居酒屋喝酒时,最后肯定有人会说:"吃碗拉面再回去吧!"好不容易喝了蒸馏酒,吃了糖分较少的下酒菜,最后来一碗"糖分＋脂肪"的"完美组合"——拉面的话,一切就都白费了。

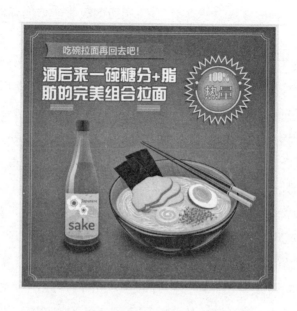

　　还有一种"危险"的食物，就是水果。吃水果乍看上去对醒酒好像很有好处，但水果中含量较多的蔗糖与砂糖的成分一样，会使血糖值急剧上升。同时，水果含有的果糖虽然不会使血糖值上升，但会以比葡萄糖更快的速度在肝脏中作为中性脂肪被储存，成为脂肪肝的成因。如果喝的酒是果酒的话，更会导致"双重打击"。

高收入男性的资本是
"健康的身体和头脑"

投资饮食的收益

通过以上的解说，相信读者对于导致工作表现下降和发胖的饮食，以及预防、改善啤酒肚的饮食，有了一定的了解。

在本章中，我想向大家传达的是，提高工作表现的根本在于"通过低糖分、高蛋白、优质脂肪的饮食，打造健康的身体和头脑"。因此，关注饮食、投资饮食，是成为高收入男性的第一步。知道自己需要什么的人，在工作中的嗅觉也会更灵敏，能够明确找出没有取得成功的原因，并正确判断自己现在应该做什么，采取重视优先度和效率的行动。

思考在我们的生命中必不可少的饮食究竟是什么并正确地掌握它，与熟练驾驭我们的工作有着很大的关联。就像我在前言中提到过的，当自己带头独立开展事业的时候，会深深地体会到健康的身体和清晰的头脑是多么重要。

　　为了创造和维持健康的身体和清晰的头脑，不吝对饮食进行投资，以自己的身体来试错，思考更好的饮食，这样一来，就会自然而然地关注过去完全没有注意到的食品包装后的原材料表："这个食品糖分过多。""这个乍看上去挺好的，但是添加物太多。"继续追问下去的话，"这样的价格、量和素材，可以制作出这样的东西""这个包装上的广告是为了达到这样的目的"等商品市场营销方面的知识也开始熟稔于心，之后便渐渐培养出一双判断某食物对自己来说是不是需要的慧眼。

　　从第二章开始，本书将具体说明要成为高收入男性应该吃什么、不应该吃什么，以及这样做的依据。

2

第二章

"只喜欢米饭"在关键
时刻扛不住

日本料理就一定健康吗？
不一定

在美国,动脉硬化已成为一个新问题

在欧美,以寿司为代表的日本料理热潮仍在持续。肉类少、不使用调理油的日本料理,被认为是低卡路里的健康饮食。实际上,日本料理在 2013 年 12 月当选世界非物质文化遗产,是日本人引以为傲的饮食文化。但是,如果得出"只要吃日料就能保持健康"这个结论,就太过鲁莽,反而隐藏着巨大的陷阱。

其中的原因,可以追溯到 20 世纪 60 年代的美国。

在日本,癌症从 20 世纪 80 年代早期开始,就占据了日本人死因的第一位。另一方面,在美国,则是向维持心脏工作的心肌输送营养素及氧气的冠状动脉堵塞而导致的心肌梗死为代表的心血管疾病,占据了死因的第一位。

脑梗死也是因为脑血管堵塞造成的,这些疾病总称为缺血性心脏疾病,其中心肌梗死和脑梗死都是稍有拖延就会危及性命的

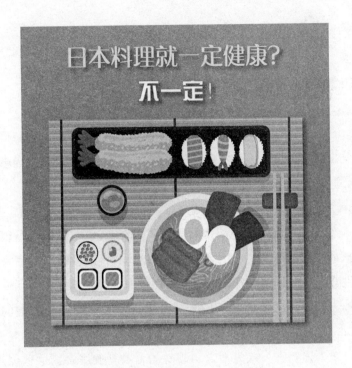

重大疾病。近年来，经常见到媒体报道名人突然死亡的消息，其原因恐怕也在于缺血性心脏疾病。

导致缺血性心脏疾病的主要原因是动脉硬化。

就像第一章已经提到过的那样，动脉硬化是指血液的通道——血管阻塞的状态。动脉硬化的话，血液的通道会渐渐变得狭窄，导致血液流动迟缓，血栓即血块如果流过来，会导致血管堵塞，血液无法向后供给。这种状况如果发生在心脏的冠状动脉上，称作心肌梗死；如果发生在脑部，则称为脑梗死。

当时美国人频发动脉硬化，被认为是以胆固醇为代表的脂肪所导致的。这个想法成为世界趋势，到现在依旧被认为是标准解释。这也就是"脂肪恶人说"的诞生。

"胆固醇恶人说"诞生的背景

在 20 世纪 60 年代的美国,为了预防动脉硬化,减少脂肪摄取量是主流的想法。但事实是,即使减少了脂肪摄取量,也完全未出现心肌梗死病例减少的倾向。

于是,接下来,胆固醇被认为是导致动脉硬化的罪魁祸首。

造成动脉硬化的原因是胆固醇附着在血液中,所以当时很多国家都号召国民不要食用含有胆固醇的动物性食物,而要多吃植物性食物,即提倡吃牛肉、猪肉不如吃鱼肉,做菜、涂面包的话使用黄油不如使用人造黄油。后来才又出现了关于反式脂肪酸的话题,说人造黄油中含有反式脂肪酸这种人工油脂,它不仅不健康,而且对人体有害。认为不含胆固醇的食物是健康食物这种想法,是到现在还在人们心中根深蒂固的"胆固醇恶人说"所导致的恶果。

日本料理热潮在美国的诞生

值此之际,有一个国家的国民平均寿命却以惊人的速度不断增长,那就是日本。美国研究者认为,如果引进胆固醇含量少的日本料理,或许能够减少美国的缺血性心脏疾病的发生率。

于是,日本料理的代表——含有大量鱼类的寿司,便成为美国的一大热门食物。现在,在全球大多数国家,"日本料理＝健康料理"这一想法已基本定型。

但是,日本料理真的就是健康料理吗?

在此之前,先看看 20 世纪 80 年代在美国兴起的"流放胆固醇"运动的结果。事实上,这一运动以失败告终,缺血性心脏疾病的发病率完全没有减少。1971 年,美国男性的总脂肪摄取比例(所有能量中脂肪的占比)为 36.9%,到 2000 年虽然减少到 32.8%,但肥胖率却从 1971 年的 14.5%翻了两倍以上,增加到 2000 年的 30.9%。可以说,控制动物性食物的摄取、多吃植物性食物,尤其是以日本料理为健康食品模型的尝试,完全以失败告终。

在日本,胆固醇也被当作有害物质。但是,胆固醇不是恶魔。它是形成胆汁和荷尔蒙的原料,对我们的身体来说是必不可少的。

日本料理与日本人寿命的关系

美国努力克服缺血性心脏疾病的时候,正是日本经济高速成长的时期。在这期间,日本人的平均寿命确实像美国研究者所关注的那样,展现出令人惊异的增长。这个惊人的增长,真的与日本人的饮食习惯有着莫大的关系吗?

日本人平均寿命的增长,是从昭和 20 年代(1945—1954)中后期开始的。但是在此之前和之后,日本人的饮食并没有很大的变化。那么,是什么原因使日本人的平均寿命出现增长的呢?

说起经济高速成长前的典型日本饮食,可以想到的是以米饭为主食,主菜相对肉类更多的是鱼类,然后就是炖蔬菜、腌白菜黄瓜、酱汁等。从营养面来看,这样的饮食有主食糖分过多、副菜盐

45

分过多、缺少蛋白质和脂肪的倾向。

平均寿命延长是托蛋白质的福

看一看从太平洋战争前到经济高速成长时期的日本人的主要死因。可以看出，战前、战中以及战后不久，肺结核都占据了死因的第一位。随着战后特效药——抗生素的普及，因肺结核死亡的人数逐渐减少。不过，关于肺结核，从1945年到1975年，患者数本来就出现了急剧减少，且每年都在减少。之所以会如此，战后卫生环境的改善是很大的原因之一，但因饮食的欧美化，日本人开始经常食用除了鱼以外的富含蛋白质的动物性食品，营养状况由此变好，也是很重要的原因之一。

人类的身体大约由37兆个细胞构成，细胞又主要由蛋白质构成。前面已经提到过，蛋白质不仅是肌肉，也是皮肤、骨骼、内脏、荷尔蒙、血液、毛发、指甲的主要组成部分，且与侵入体内的异物对抗的病原菌等免疫细胞也是由蛋白质构成的。

今天，在日本几乎没有患肺结核的人，这不仅因为卫生环境变好，疾病不利于传播，而且因为日本人摄取了更多的蛋白质，免疫力增强，因此不容易被结核菌传染。

因饮食的欧美化、蛋白质的摄取量增多，患上传染病的比例减小，再加上治疗传染病的特效药抗生素的登场，战后日本人的平均寿命出现了令人惊异的增长。

说起饮食的欧美化，很多人认为这是日本饮食文化的"万恶之源"，但事实并不完全是这样。深信日本饮食是健康饮食、只吃日本料理就可以保持健康，反而会使日本人无法应对多样化的饮食文化。

日本经济高速成长时期，即20世纪70到80年代的日本料理，被认为是最好的料理。在此之前，江户时代的料理从营养面来看，可以说完全是粗茶淡饭。发酵食文化和米文化是很好，但正因为抛弃了传统观念，推广富含蛋白质的高营养饮食，才使日本人的体格发生了显著的变化。

战后日本人的平均身高增长了将近10厘米，而在江户时代，日本人的身高为历史上最矮，据推测男性平均身高只有155厘米，比绳文弥生时代的男性还要矮。与狩猎采集的石器时代相比，江户时代因宗教等原因，有避免动物性食物的倾向，所以人们的营养状况不太好。

像这样，了解不同的时代和文化下人们的饮食状况如何，体格和健康状况是怎样变化的，可以使我们渐渐明了什么是必要的营养素。为了减少因现代饮食变化而产生过去所没有的生活习惯病，不能只觉得过去的饮食才是最好的，而应该研究过去饮食的好的部分是什么，坏的部分又是什么。不审视坏的部分，单单觉得只要是日本料理就很健康的想法，可能到最后反而会吸收日本料理和西洋料理的缺点。可以说，这一点才是导致现代生活习惯病的主因。

基于欧美饮食的日式料理更容易使人发胖

话题再转回美国低脂肪运动。总的脂肪摄取量虽然减少了，

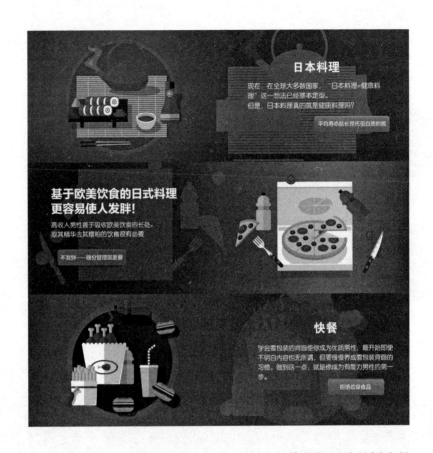

但被认为是导致动脉硬化的"元凶"的脂肪尤其是胆固醇的摄取量并未减少。不仅如此,这一运动还导致了其他不好的结果。肥胖者的增多,导致糖尿病患者数量持续增加:1995年糖尿病患者有800万人,到2005年急剧增加到2080万人,10年间增加了2.6倍。

因为糖分是身体的重要能量源,所以人体摄取的糖分几乎百分之百被吸收合成——也就是说,要么作为能量被消耗,要么合成体内脂肪。但是,如果糖分不能迅速被消耗或存储为体内脂肪,而是保持血糖状态的话,就会给细胞施加氧化压,从而导致会使血管受伤的动脉硬化。事实上,糖尿病本身并不会导致死亡,但血糖值无法降低所导致的氧化压引起的并发症,才是最恐怖的。

因此,导致美国过度肥胖的人不断增加、糖尿病患者数量直线上升的原因,是糖分的过量摄取。即使在饮食中减少脂肪、增加米饭,但是依旧喝过量的可乐,主食依旧跟平时一样吃面包、炸土豆以及大量甜甜圈等甜食的话,也是无济于事的。想通过减少脂肪来改善身体状况,是徒劳无功的。

高收入男性善于吸收
欧美饮食的长处

"传统是精华，外来是糟粕"，是种偏见

如果按照一般的想法，认为饮食的欧美化会导致糖尿病、高血压、脂肪异常等疾病的话，那么想成为高收入男性，果然还是要避开动物性食物，实行以米饭为主食、蔬菜为中心的低脂肪饮食。

当然，如果这样就能健康生活的话，也没有什么问题。但是，面对多样化的饮食文化以及不断变化的生活方式，在现代社会，为了更好地提高自己的表现，发挥自身能力，就应该采用更有效率、更健康的营养摄取手段。

在今天，"应该大量摄取大脑的重要能量源——糖分，尽量控制含有使血液流通不畅的胆固醇的动物性食物，多多食用低卡路里的蔬菜类"这种饮食观，依旧盛行。但必须铭记，这种观点是正误参半的。坚持对我们来说真正需要的饮食，是很有必要的。

取其精华、去其糟粕的饮食很有必要

欧美料理以肉类为中心,多使用黄油、猪油等动物性油脂。有种观点倾向于抓住这一特点,认为胆固醇过多的欧美料理会导致日本人的动脉硬化,但这并不完全正确。

关于脂肪,本书会在第三章进行详细讲解。导致动脉硬化的"主犯"并不是胆固醇,而是糖分;在摄取了过多糖分的前提下所吸收的脂肪,可能也是"元凶"之一。因此,并不能说是饮食的欧美化导致日本的生活习惯病增多。相反,欧美饮食中较少而日本饮食中较多的,是盐分。在欧美,人们每天摄取的盐分大约为 5 克;与此相对,日本人每天摄取的盐分为 11 克,是欧美人的两倍以上。

这是因为,在日本人看来米饭是主食,"能吃好几碗米饭"几乎成为美味菜肴的代名词,以米饭为中心的日本饮食观念到现在依旧根深蒂固。因为要用配菜来中和没有味道的米饭,所以配菜自然就容易比较咸。在脂肪摄取量较少的日本,调整味道的并不是脂肪,而是盐分。

因此,胃癌、高血压、因高血压而引发的脑出血,在日本人中比较常见。现在意识到要避免摄取过量盐分、饮食要清淡的人正在慢慢增加,但也还是很难控制在日本厚生劳动省所推荐的男性 8 克以内、女性 7 克以内的量。

这样看来,每一种饮食都有利于健康和不利于健康的一面,因此不能断言饮食的欧美化是导致日本人生活习惯病增加的原因。

只被卡路里所迷惑,认为油脂对身体不好、谷物对身体好,或欧美饮食对身体不好,日本料理对身体好,这些走极端的想法,在工作中也不是正确的思考方式。保持平衡是只有当你明白了不同项目各自的特性之后,才能真正做到的。如果只凭感觉的话,可能只能获得一点心理安慰。

虽说如此,对自己身体的变化比较敏感,通过身体反应来保持平衡,这样的感觉也是很重要的。这样说乍一看有点矛盾,但是把这个过程当作培养上述感觉的一种学习,也是很重要的。

胖人很难出人头地

就像在本书第一章的开头部分介绍的那个故事一样,体形肥胖的人很难出人头地。那我们就一起来思考一下,为什么肥胖的人就不行。

肥胖,意味着你不会管理自己的饮食生活和健康。管理不好生存最基本的饮食和健康的人,很容易被认为在工作上也做不好自我管理。自己喜欢吃的东西就随心所欲地吃,说明缺乏自制力;对于自身体型的变化不能及时发现并思考对策,说明缺乏洞察力。

饮食是对自己最简单的投资,对于这一点毫不关心、结果身材肥胖的人,是无法成为一个高收入男性的。不仅如此,如果因为自身的怠慢而患上代谢综合征、增加国家医疗费用负担的话,还会造成经费的白白浪费。肥胖的人被贴上工作能力低下的标签,也是没有办法的。

本书第一章说过,只靠运动就想简单地减掉体内的脂肪,是不可能的。像我的朋友那样每个月跑 350 公里、靠运动恢复身材的,如果不是非常喜欢运动的人,只能说是在浪费时间了。

经常听到有人说:"我也没吃多少呀,怎么就胖了呢?"这样的人应该也成不了高收入男性吧。为什么这么说呢?因为他连自己发胖的原因都无法把握。在工作中,如果不能分析为什么失败、找出没有成功的原因的话,就会重复同样的失败,也不可能走向成功。

对饮食的管理,对食欲的控制,使"饮食生活的好坏=工作能力的高低"这一公式得以成立。

锻炼腹肌并不会消除啤酒肚

首先思考一下,为什么会发胖,体内的什么部位发生了什么变化。

肥胖的人大多有啤酒肚,肚子上增多的是中性脂肪,尤其是处于内脏周围的内脏脂肪,是导致啤酒肚的重要原因。内脏脂肪与可以摸得到的皮下脂肪不同,是在更深处的腹肌下面的脂肪。皮下脂肪主要是积累在皮下组织的脂肪,腰围变大主要是在更下面的内脏脂肪造成的。

觉得有了啤酒肚就应该开始锻炼腹肌,这样的人应该不少。但是很遗憾,锻炼腹肌并不能消除啤酒肚。啤酒肚的产生是由于糖分的摄取过量,并不是由于腹肌的强度不够。腹肌再强,如果摄取了过量的糖分,也会有啤酒肚。此外,腹肌的强度与腰围完全没有关系,并不是说锻炼腹肌没有意义,只是光进行腹肌运动,还不如进行前面反复提到的没有效率的跑步呢。所以,笔者并不推荐通过锻炼腹肌来消除啤酒肚,这正是不追究根本原因、不思考对症下药的典型。

而且,男性比女性更容易积累内脏脂肪。很多男性的手脚看起来很细,只有肚子凸出来,这是典型的苹果型肥胖身材。有这种身材的人因为肌肉量很少,再加上营养状况不好,患上糖尿病的风险很高。

糖是脂肪合成的加速器

正如前面反复提到的,没有被吸收、残留在血液中的血糖(葡萄糖),会被细胞所包围,成为能量源。米饭、面包、甜点等食物,如果随心所欲吃过量的话,饭后血糖值就会急速上升。这样一来,肝脏会分泌出大量的胰岛素,使葡萄糖进入细胞。葡萄糖也不可能突然全部变成中性脂肪,主要还是作为细胞的能量源被消耗。这个时候,主要发挥作用的就是肌肉。

但是,以肌肉细胞为代表的其他细胞吸收葡萄糖是有限度的,没有被细胞吸收的葡萄糖就会变成中性脂肪,转而被皮下脂肪和内脏脂肪的细胞所吸收。

糖分对我们来说是最有效率的能量源,这并没有错。但是,如果不是体力劳动者或专业运动员,实际需要的能量并没有我们想象的那么多。

此外,问题在于当胰岛素分泌旺盛时,体内的脂肪分解便会停止,血液中的中性脂肪也更容易变成脂肪细胞。也就是说,"糖分+脂肪"的饮食之所以容易导致肥胖,是因为糖分成为了脂肪合成的加速器。血糖值上升,胰岛素分泌旺盛,体内多余的糖分和脂肪都更容易作为体内脂肪被存储。

因此自然可以说,"糖分＋糖分""糖分＋脂肪"的饮食,更容易使人发胖。

不发胖——糖分管理很重要

拒绝垃圾食品

为什么会发胖,相信大家已经了解了其中的原因。

那么,接下来该怎么做呢?那就是把糖分控制在必要的量以内,并以此为前提,积极地摄取其他人体必需的营养素。

但这对于喜欢吃米饭的人来说,是很痛苦的吧。人类总是对禁止做的事更有好奇心,控制不住自己。所以,不要一开始就追求完美,要从可以做到的地方开始实践,或是从"哪种食物含有哪种营养素"等"了解对手"的地方入手,那也是很重要的。

以下是一些成功管理糖分的小提示。

如果不是意志力特别强的人,眼前有零食的话,只要不是自己讨厌的,大都会吃上几口吧。我因为工作原因,并不经常吃甜食,但如果自己眼前有开了封的点心的话,还是会吃上几口的。

动物绝对自主控制不了的事,人类凭借自身的意志力,还可以在一定程度上进行控制。即使这样,朝眼前的食物伸手,只要不是严令禁止或在自己肚子很撑的情况下,是不会感觉到一点不自然的,甚至可以说是极其自然的。

也就是说,即使是我,如果周围的减肥环境很恶劣的话,也是会发胖的。但是,这在我身上却不会发生。为什么呢?因为在我身边并没有使人发胖的零食,我根本不买,所以也就没有吃的机会。我觉得这点很重要,因为如果零食就在眼前,是很容易控制不住的,所以从最开始就不要买,是最好的。

如果是一个人住,也许还能保持这样。但跟家人一起住的话,其他人会买零食,也可能收到旅行回来的同事或邻居带来的特产。好不容易一直忍着不吃,但以某件事带来的压力为契机,紧绷的弦终于放松,便开始胡吃海喝。为了避免这样的事发生,创造身边没有零食的环境,是很重要的。

如果能请家人协助自己,不在家里放置容易使人发胖的甜点,那是最好不过的了。如果不能做到的话,就努力试试在自己能控制的范围内多多留心,不买、不储备使人发胖的甜食。

可能有人会觉得薯片也不甜,应该可以买吧。但如您所知,薯片的原材料是土豆,土豆的主要成分为淀粉,即固体糖分。薯片与米饭、面包一样是糖分食品,用油炸过之后正好成为"糖分+脂肪"这种最容易发胖的组合。而且薯片又咸又辣,极易导致口渴想喝饮料,这个时候谁能抵挡得住一瓶清凉可口的可乐的诱惑呢?这样的食物,不仅完全没有营养价值,而且会使能量以最坏的形式被摄取到体内。

薯片就是巧妙开发、让你欲罢不能的商品。容易入口的大小、给人刺激的脆脆的口感、余味十足的咸香……此外,不能忘记的是，为了以最低的价格实现这些口感，加工薯片主要使用的是土豆、植物油脂和盐，可以说是加工食品中最用心、业绩最好的"精英选手"了。

不论是甜点、薯片还是其他零食小吃，不仅没有包含一点对身体有益的营养素，反而因为在便利店就可以轻松买到，而会对我们的饮食产生很大的影响。在便利店或超市不买无需加工就可直接食用的小吃、加工食品或软罐头食品，是很重要的。如果能想象到这些食品是以什么样的目的被制作出来的、有什么制作意图等深层次的事情的话，恐怕就会失去购买欲。

调整周围环境与更完美地完成任务的准备工作，是相通的。为了使工作成功，很好地了解自身，思考什么是必要的，之后再投入，是理所应当的。漫无目的的做事方式，即使获得了成功，也只是碰运气罢了。

学会看包装的背面，会使你成为优质男性

大家在买加工食品或软罐头食品时，会看包装背面的原材料表和营养成分表吗？过去我并没有这样的意识，仅仅因为加工食品和软罐头食品看起来好吃，很想吃，便买了。

就像我在前言中提到过的那样，人过了 30 岁之后，便开始渐渐关心起饮食和所吃的食物了："这个加工食品中添加了什么？""大约含有多少卡路里"于是，便自然而然地开始看包装的背面了。这样一来，就知道了有的食物含有糖分和盐分，有的食物添加剂较多，原材料是按照用量的多少来排序的等等。知道了这些之后，选

食物的时候也就更加慎重了。

关于食品添加剂，因为使用量在人即使每天食用也不会对身体造成恶劣影响的推定范围内，所以不用过多担心。在担心添加剂之前，更应该注意的是营养素的内容。

但是，有必要思考一下，为什么必须要使用添加剂。作为加工食品来说，这是必须的，所以没有办法。此外，也有可能是因为大量生产的原因，需要让食物能够长期保存。还有为了使便宜的原材料也能看起来好吃、为了使它的颜色更加诱人等原因。当你真正理解这些的时候，你对食物的看法应该也会改变。

另外，或许是因为现在关注包装背面的消费者越来越多，商家为了美化印象，将氧化防腐剂写作维生素 C、将甜味调料品写作氨基酸等，通过这些方法，巧妙地使原材料表变得更加难懂。因为是吃进自己体内的东西，所以消费者在购买加工食品和软罐头食品时，应该尽量关注这些信息。

掌握信息与工作的成败也紧密相关。在工作时，提前掌握卖出去和买进来的商品的信息，以及交易的对方的信息，是理所应当的。这在饮食上同样如此。在饭店吃饭的时候，可能不明白对方使用的是什么调味料，但至少在自己购买食物时试着了解食材是由什么制作的、含有多少能量、蛋白质和糖分的量如何。这样习惯以后，反而会对莫名其妙就将食物吃进体内的状态感觉到违和。

最开始即使不明白内容也无所谓，但要慢慢养成看包装背面的习惯。做到这一点，就是你成为有能力男性的第一步。

思考对饮食的态度

虽然知道为了避免过度肥胖,必须要控制自己,但还是忍不住就吃了甜食、过量的米饭和垃圾食品,或者饮酒过度。这些饮食行为并不仅仅是因为意志力薄弱的关系,本人对饮食的态度或者思考方式也是原因之一。

说起不易肥胖的饮食,很多人都会想到抑制食欲、控制卡路里,但这是不对的。就像前面说过的那样,因为是进入自己体内的东西,如果能做到注重食材、享受饮食的过程,那是绝对不会发胖的。

这是怎么回事呢? 越是容易发胖,或越是对饮食甚少关心的人,就越容易不管三七二十一,先将肚子填得饱饱的,且倾向于把填饱肚子当作饮食的目的,把口味很重的食物当成美味。看一看胖人的饮食,或是问一下他们饮食的内容,便能发现这一共通点。其本人可能完全没有意识到,虽然嘴里说着自己喜欢吃,但饮食的变化却很少,几乎总是吃着同样的东西,其中大部分是很容易到手的、以垃圾食品为代表的碳水化合物。由此可以看出,他们对饮食的营养价值其实是毫不关心的。

容易发胖的人总是在无意中倾向于能提高血糖值、感受到满腹感的饮食。但是,通过这样的饮食,即使提升了血糖值,身体也没有获得必须的营养素。在后面的章节中也会提到,越是胖的人,越容易处于能量过剩而营养失调的状态。因此,尽管肚子不饿,但身体仍处于对营养素的饥渴状态,想要吃的欲望停不下来而导致暴食,但吃的食物中含有的营养素寥寥无几,这样反复下来,就很容易变得更胖。

比如,吃了半袋薯片之后,味觉上虽然获得了极大的满足,但停不下来,结果因为惯性,把剩下的薯片也都吃完了的经验,大家应该都有吧。嗜好应该是在享受中品尝的,因此,选择你真正觉得美味的东西,且用心品尝的话,应该是不会过食的。

越咀嚼越不会胖

"食物放入嘴后,咀嚼 30 次再吞下",被这样教育过的人应该挺多的吧。同样量的食物,细嚼慢咽与不咀嚼就狼吞虎咽这两种情况在身体里所导致的反应,是完全不一样的。

在第一章里也已详细讲解过,影响我们满足感的不仅是饮食的种类和量,饮食的方式也会对其产生影响,而且会给我们的身体带来不同的反应。

虽说细嚼慢咽是很重要的,但因为饮食的量和种类也很重要,就导致很多人忽视了咀嚼的重要性。吃饭吃得很快是一个人的生活习惯,往往是无意识中进行的,这种习惯也正是这个人对于饮食的态度,可以说他是放弃对美味的享受了。本来,野生动物就没有慢慢品尝、细嚼慢咽的习惯,从动物性这一点来看,或许是没有办法的。

但是,要应对现代多样化的饮食文化,快食是不合适的。这是因为,虽然同样是快食,但是与不咀嚼食物就不能下咽的时代相比,现在的食品加工技术很发达,全是些很容易就可以下咽的食品。这样一来,如果再加上有狼吞虎咽的习惯的话,基本上食物是不咀嚼就吞下的,这会导致精心制作的、容易吸收的糖分被人们大量吸收进体内。仔细一看也会发现,慢慢咀嚼拉面、荞麦面、咖喱饭、软面包、点心的人并没有许多。面类等由谷物制成的食物往往很容易直接被吞下去了,就像"咖喱饭是饮料"这一比喻一样,泥状的食物往往容易被直接吞下。

从开始饮食到身体发出满腹信号,大约要花 20—30 分钟。不咀嚼就快速下咽的话,必然会导致吸收超过身体所必需的量。这与第一章讲到的关于运动的内容很相似。要靠运动消耗一块披萨的能量,跑步 30 分钟是必须的,但吃一块披萨连一分钟都不需要。披萨是由精制的小麦再加工而成的,而且因为含有油,虽然体积很小,但卡路里含量很高,且被制作得很容易入口消化。

吃同样含量卡路里的肉的话,如果不充分咀嚼根本不能下咽,满足感应该也会不同吧。只有我觉得这种饮食方式才能满足动物原本的食欲吗?

我想说的是,比起费力将积累在体内的脂肪作为能源被消耗掉,狼吞虎咽、摄取过量能源的饮食方式才是问题所在,不是吗?在这种意义上,每一口咀嚼 30 下这种说法作为让我们回想起原本的食欲和食量的契机,是很必要的;而且尽量不选择咀嚼量很少的精制化食品,也是很重要的。

感觉到没什么可吃的时候,正是成长的机会

回想一下至今为止自己的饮食内容。

假设,早饭是面包涂上果酱加一杯蔬菜果汁,午饭是烤肉套餐加上大碗米饭或猪排咖喱饭、牛肉饭、汉堡包加薯条,晚饭是啤酒配干炸食品或香肠,最后再吃一碗拉面。从这样的饮食中,如果除去糖分的话,基本上就什么都不剩了。

早饭中,面包的原料是小麦,果酱当然也是糖类,市场上卖的蔬菜果汁中基本是水果多于蔬菜,意外地含有很多糖分。午饭的套餐或单品的米饭或面包,也有糖分。如果是体力劳动者,那还没有问题,但是大碗和续碗真的有必要吗?细说的话,猪排的"外衣"和汉堡的粘着材料都是面包粉,还有大量人们并不想摄取的油脂。薯条就像我们看到的那样是土豆淀粉,所以也是糖分。晚饭的啤酒当然是糖分,喝完啤酒后吸收变好,会导致吃下更多的油腻食物。接下来的拉面,又是"糖分＋脂肪"的组合……

看到这些原来都是导致肥胖的食物,很多人会惊讶:"这是真的吗?那不就什么都没得吃了吗?"其实可以说,那是他们自己没有发现。由于太过沉迷糖分,以至于这个世界上明明还有很多其他的食物,但他们却固步自封,将选择范围缩得很小。明明还有其他各种各样的食物,但越是坚持选择错误饮食方式的人,越是觉得没有什么可吃的。不过反过来也可以说,这正是这种人成长的机会。

我每次回老家的时候,都会去商场看看,买一些特产带回去。地下食品卖场里,各种各样的西式点心、日式点心的店铺鳞次栉比,目不暇接。每当我看到这样的景象,都忍不住感慨,现在的日本人在不知不觉中吸收了太多糖分,尤其是在肠道里吸收得很快、能使血糖值急速上升的砂糖(即"葡萄糖＋果糖")。

前面说过,有很多人觉得自己没吃什么就长胖了。如果对自己的饮食习惯没有意识的话,虽然不至于直接食用砂糖,但很有可能在无意识之中摄取了很多隐形糖分。因此虽然很多人积极地想限制糖分,但他们想吃的食物中大多含有大量糖分,便感觉除了糖分没有什么可以吃的了。但是,如果知道营养搭配,明白多种食材的营养价值,优先食用营养价值高的食材,那么摄取无用糖分的机会和量就都会减少。即使偶尔出现了高糖分的饮食,也可以通过前后的饮食来进行调节。

只有对饮食不加思考、只想填饱肚子的人,才会觉得没有可吃的东西了吧。对于那些觉得"思考这些太麻烦了"的人,可以说他们放弃了健康和成长的机会,而且处于一种放弃思考的停滞状态。为什么这么说呢? 因为饮食就是生存本身。

糖分管理的要点

糖分管理中,有几个需要注意的地方。

如果至今为止的饮食生活中一直在摄取大量糖分,突然不摄取的话,"想吃米饭吃到撑""想吃蛋糕"等欲望就会变得异常强烈。有糖尿病患者说,被医生禁止吃甜点后,在梦中都梦见了点心。

从一开始就像禁欲般试图减少糖分的话,反而会因为抵抗的情绪而吃下大量含有糖分的食物,因此受挫,这样的例子有很多。比受挫更危险的,是陷入营养失衡的状态。在糖分限制中也经常提到,管理糖分并不是单单限制糖分就可以了。糖分是能量源,要将至今为止一直靠糖分获得的能量转换为通过体脂肪来获取、运用的话,单靠限制糖类是不行的。

很多人都是仅仅将至今为止的饮食中以米饭和面包为代表的碳水化合物极端地削减,或是仅仅更多地摄取看起来很健康的蔬菜或是菇类。限制卡路里的想法还在脑海中,糖分对身体不好这一想法根深蒂固,便没有余地去思考如何摄取必要的营养素。

将以体脂肪为代表的脂肪转换成能量源的话,蛋白质等其他维生素、矿物质是十分必要的。如果不摄取糖分以外的蛋白质、脂肪的话,身体会因体内能量源不足而变成低代谢的省能量模式。蔬菜和菇类虽然也有营养,但所含卡路里不足,单纯食用不仅获取不了可使体内脂肪燃烧的能量,还会导致营养不足、健康受损。仅仅对糖分过度敏感,是需要反思的。

"不吃米饭就没有力气"
仅仅是你的心理作用

铁人三项全能运动中最重要的事情

讲一个我从熟人那儿听来的故事。

这位熟人的朋友中,有参加游泳、自行车、跑步这 3 项铁人运动和全程长达 226 公里的铁人长跑比赛的人。这位熟人问他的朋友:"要顺利跑完全程、获得好名次,最重要的是什么?"你们猜猜,这位朋友是怎么回答的?

脚力? 体重? 体脂肪率? 耐力?

确实,没有脚力是不行的。在有脚力的基础上,体重越轻的话,越能减少消耗能源的量。像这种耐力好的顶级运动员的体脂肪率一般是个位数,大约没有比这更低的了。然后,在大家都很痛苦的最后关头,哪怕多超越一个人,对成败的信念和耐力也是必须的。

这位朋友的回答是:"这四点当然也很重要,但最重要的是补充能量。"

跑完马拉松全程需要消耗 2000 多卡路里,所以铁人三项和铁人长跑比赛消耗的能量应该也是相当多的。因此,选手们都会仔细模拟在比赛中摄取什么、何时摄取等重要事项,因为能量补给失败导致不得不中途放弃的例子绝不是少数。

大部分选手的能量源自然是糖分。根据活动量合理地摄取糖分,对耐力好的运动员来说特别重要,相信读者们也能理解这一点。

人类的历史正是与饥饿的战斗史

关于从米饭、面包、乌冬面、甜点、薯片,炸土豆等食物获取的糖分被分解成葡萄糖、成为能量源这一点,本书已经反复说明了。运输到肝脏的葡萄糖的大部分会马上进入血液,成为能量源,被消耗掉;一小部分则会成为葡萄糖的集合体,作为肝糖储存在肝脏中。

为什么要储存葡萄糖呢?是为给万一的时刻做准备。

可能有人会想:"万一的时刻,是指什么时刻呢?"举一个比较近的例子。2011 年 3 月,日本东北部遭遇了大地震。在这种大灾害发生的时候,因为不能及时补充食物,我们的身体便将储存在肝脏内的肝糖分解成葡萄糖输入血液中,帮助自身渡过没有食物的难关。

对于任何时候都能吃到自己想吃的东西的人来说,"万一的时刻"大约也就是大灾害的时候了。而从人类漫长的历史来看,自由富裕的饮食生活,不过是短暂的一瞬罢了。

人类的历史,可以说是与饥饿的战斗史。在狩猎时期,什么时候能捕获到猎物,完全是靠运气;到了谷物栽培时期,因冻害、台风、地震等天灾而发生大饥荒的事件,也是经常有的。

这不仅仅是人类的问题,植物、动物也面临着同样的问题。所有的生物为了要在艰难的环境中生存下来,所采取的手段就是拥有"省能源"体质和储存葡萄糖。这样,大家就应该能明白肝糖作为应急口粮,对于人类来说有多重要了。

肝糖是"寿命很短的干电池"

虽说肝糖是为以防万一而储存的葡萄糖,但是肝脏中能够储藏的肝糖大约为 400 卡路里。一个成年男性一天消耗的卡路里大约为 2 500 卡,所以显而易见,能够储存下来的量是非常少的。也就是说,肝糖是"寿命很短的干电池"。

葡萄糖是大脑的主要能量源,此外红细胞也经常消耗葡萄糖,因此葡萄糖是非常重要、不可缺少的。虽然肝脏中储存着葡萄糖,但因为储量特别少,主要还是通过饮食从外部获取。平时吃完饭的四五个小时后,血糖值开始下降,丘脑底核开始发出"肚子饿了"的信号。因此,每隔四五个小时吃一顿饭,即使不是正餐,在傍晚的时候也会变得想吃点甜食,不是吗?比如想吃些巧克力、糖果或可乐、能量饮料、罐装咖啡等,为了不消耗体内的肝糖,人们很自然地想要轻易从外界获取能量。例如,一碗 150 克的米饭中含有葡萄糖 55 克,换算成卡路里的话是 220 卡。平时不消耗肝糖,通过食物和饮料每隔数小时摄取糖分的话,因肝糖的储存量有限,所以会出现葡萄糖过剩的情况。肌肉等其他细胞已经饱和、肝脏也无法再储存的葡萄糖,会转换成中性脂肪,储存在脂肪细胞中,以备万一,所以糖分是不会被浪费的,而是全部被身体储存下来。肝糖经常处于饱和状态的话,就没有消耗脂肪细胞中的中性脂肪的机会。经常摄取过量的糖分,这些糖分会被身体全部储存下来,以应对可能很久都不会到来的"饥荒"的"万一的时刻"。

一天能跑 200 公里的狩猎民族

在墨西哥山岳地带生活的塔拉夫麻拉民族,是至今仍以狩猎为中心的民族。该民族的男性为了狩猎,能一连出山好几天都不休息,据说有时候一天甚至要跑 200 公里来捕获猎物。他们的跑步能力与铁人三项选手不可同日而语,但若说他们拥有超人的能力和特殊的肉体,与我们是完全不同的人,却又并非如此。我们身上恐怕也潜藏着与塔拉夫麻拉族人相同的能力,只是如果一直持续糖分中心的饮食生活的话,恐怕发挥不了这种潜能。

好了,说了这么多,接下来公布能使糖分管理成功的能量源。

在几乎不摄取糖分的状态下,代替葡萄糖的能量源是脂肪中的"脂肪酸"和代谢脂肪酸时所产生的"酮体"。塔拉夫麻拉族的男性的能量源,正是脂肪酸和酮体。当然,并不是说该族男性的能量源只有脂肪酸和酮体,另外还包括葡萄糖。他们和我们一样是人类,所以大脑和红细胞还是会消耗葡萄糖的,只是他们消耗的比例与我们不同。根据情况的不同,他们区别使用糖分中心和脂肪中心的能量源，维持一天跑 200 公里的严酷狩猎生活。我们具备与他们同样的能力，如果从平时糖分中心的能量源切换到混合能量源的话，应该就能发挥这种能力。

以下是题外话。听说铁人三项和环山跑选手中，已经有人开始实践这种混合能量源的方法了。在有名的选手中，日本专业环山跑选手、拥有世界顶级成绩的镝木毅选手认为，要跑完 160 英里，依靠肝脏内 400 卡路里和肌肉内 1 000 卡路里的葡萄糖储存量，肯定是不行的，所以从平时就要坚持不以糖分为中心、而以脂肪为中心的饮食习惯。这在环山跑、铁人三项、100 公里以上的超长马拉松中，并不稀奇。这正是试图达到与塔拉夫麻拉族相同的混合能量源法的尝试。

在工作中，碰壁时或是遇到麻烦时，需要随机应变。如果碰壁或遇到麻烦了，就说明至今为止的工作方法存在问题。这个时候，如果只有一种解决方法，就无法跨越障碍、解决问题。

即使不是像塔拉夫麻拉族人或环山跑运动员那样需要消耗很多卡路里，我们是否真的需要那么多葡萄糖，也是个疑问。这些人的能量使用方法中，隐藏着成为高收入男性的线索。可以说，灵活使用混合能量源法，是成为高收入男性的条件之一。

人类因为肉食而成为最高等的生物

从狩猎・采集到农耕・畜牧的飞跃

植物通过光合作用，创造能量；狮子、老虎通过食肉，牛、马通过食草，获得能量；人类以谷物等糖分为中心，创造能量。

但是，智慧的人并不是从猿分化出来之后，就一直以糖分为主要能量源的。就像塔拉夫麻拉族人一样，人类的主要能量源曾经是脂肪酸和酮体。

从生物学的分类来看，人类属于"灵长目・人科・智人"，据说是在大约 700 万年前从猿分化出来的。人类从猿中分化出来后，成为最高等的生物，实现了 70 亿人在地球上繁衍的繁荣景象。其中的最大原因，在于实现了两足直立行走。因为直立行走使前脚被解放出来，具备了手的功能，人类开始使用工具，慢慢做到了很多其他动物做不到的事情，比如使用火等。

但是，虽说实现了两足直立行走，人类最开始还是过着野生动物一样的生活。当时的人类吃什么呢？主要是抓自己周围的其他生物来吃，或是摘树上的果子来吃，靠狩猎·采集方式来维持生存。

非洲大陆是最早出现人类的地方。说起非洲大陆，可能大家都会联想到沙漠和一望无际的大草原。在人类刚从猿分化出来的时候，非洲大陆是广阔无垠的森林，有着丰富的食物资源。但是，大约在 10 万年前，人类开始迁移，这究竟是为什么呢？

非洲大陆的大部分地区都有明显的干湿两季，动物追逐着食物和水而迁徙。与此相同，人类也会舍弃因气候变动等原因导致猎物变少的土地，冒险迁移。

如果说两足直立行走是人类的第一次创新，那么第二次创新就是发生在大约 1 万年前的栽培杂粮农耕技术的采用。栽培的杂粮最初并不是人类自己食用的，而是用作所捕获猎物的饲料，也就是畜牧业的开始。农耕畜牧生活，使人类完成了从靠天吃饭的狩猎·采集生活到稳定定居生活的飞跃。

葡萄糖成为身体能量源的历史不足 1 万年

刚才介绍的塔拉夫麻拉族与现代文明迥然不同，到现在依旧继续着狩猎·采集的生活方式。此外，移居到阿拉斯加、被称作因纽特人的民族，因为在寒冷的地带不可能农耕，所以在很长的时间内都是过着靠捕获海豹、鲸鱼、驯鹿等过活的狩猎生活。

700 万年前诞生的智人开始农耕和畜牧，也不过就在短短的 1 万年以前。1 万年对我们来说似乎是无比漫长的岁月，但这只不过是狩猎食肉历史的六百九十九分之一。

而且，大多数日本人能一天三顿吃白米饭的历史，其实不足百年。明治·大正·昭和初期，日本农民虽然栽培了大米，但自己是绝对不会吃的，通常都是吃麦子，以小米、稗子为主食的农家也不少见。而且，因为不能经常吃到鱼和肉，所以可以说身体没有什么能量源。

大多数人能够充分摄取能量的时代，是最近才开始的，而且其中绝大部分能量源是精制的糖分。从人类漫长的饮食生活历史来看，这是多么失衡的营养摄取方法，相信大家都能理解吧。

本来能量代谢就是脂肪酸、酮体的循环

像刚才说的那样，记录在我们的 DNA 中的基础能量代谢，并不是以葡萄糖为中心，而是以脂肪酸或酮体为中心的程序。即使现在有大量的食物，尤其是砂糖等糖分，人们想吃多少就能吃多少，但是葡萄糖能量代谢的程序没能跟上步伐，也是事实。所以，肥胖率上升、糖尿病和高血压等生活习惯病，被称作"国民病"。

或许有人会觉得，虽然基于葡萄糖的能量代谢不过是人类历史的六百九十九分之一，但是也经过了一万年，所以葡萄糖早已成为主要的能量源。确实，事实上，尽管体内一天一半以上的能量是靠糖分来获取的，但既没有肥胖也没有生病、依旧很健康的人也有很多。

对于每天吃健康的和式套餐、能保持身体健康的人，我没有什么异议。可以说，能保持这样的饮食、不吃垃圾食品的人，生病或是肥胖的概率特别低。

"看，果然现在葡萄糖才是能量源的中心。"这样的声音肯定不绝于耳。

但是，人类是适应的生物，在糖分过多的饮食下，有人吃很多冰淇淋、巧克力、果汁而依旧能保持健康，有人很关注健康却经常生病、瘦不下来，这也是事实。

我所说的是，历史上的基础代谢是脂肪酸和酮体，但是适应了葡萄糖的人也是有的。我的意思是，糖分为主的代谢不是人类本来的基础代谢。所以，很多人仅仅因为文化如此，便过着糖分中心的生活。

或许对很多人来说，可能比起葡萄糖，更适应脂肪酸和酮体的代谢方式。葡萄糖被优先，是因为在以糖分为中心的生活方式下，血液中酮体过少而糖分过多对身体是有害的，所以必须迅速处理。很多人还不能顺利地代谢糖分，也就是说还不能适应现代以糖分为中心的饮食文化，这也是事实。

如果是像大米这样吸收相对较慢的糖分，有的人没问题；在大米的基础上摄取了高卡路里的脂肪，导致能量过剩代谢不良的人也有；即使是大米也不能顺利地代谢，导致血糖值急速上升的人也有。在现阶段，基于葡萄糖的能量代谢系统还没有完全形成的人占到大半的可能性比较高。

众所周知，降低血糖值的荷尔蒙是胰岛素，除此之外不存在其他可以降低血糖值的荷尔蒙。与此相对，使血糖值上升的荷尔蒙除了有和胰岛素一样由肝脏分泌的胰高血糖素，还有肾上腺髓质分泌的肾上腺素、肾上腺皮质分泌的皮质醇（类固醇的一种），以及脑垂体分泌的生长激素等。

　　这个数量的差距意味着什么呢？

　　能量源是维持生存的生命线，不能生成能量源就意味着死亡。

　　降低血糖值的荷尔蒙只有胰岛素，是因为我们的身体没有预料血糖值上升的情况。相反，使血糖值上升的荷尔蒙有好几种，是因为我们的身体在为不知道何时会到来的饥饿做准备。

　　我们的新陈代谢、营养素合成及分解，甚至欢乐、悲伤、兴奋的情感变化等众多生理作用，都是由荷尔蒙控制的。知道这些荷尔蒙的种类和作用，估计一定量的活动所需要的糖分的量，是很有必要的。为什么会变成以糖分为主的饮食方式呢？毫无疑问是为了抵御饥饿。但是在现代社会，情况如何呢？恐怕在现在的日本，没有人会饿死吧？

　　抵御饥饿时以低价很容易买到的能量，就是糖分了。但对现在的我们来说，已经没有必要摄取过多的糖分了。

　　在工作中，一般会事先准备好几个发生意外时的备用之策，再投入工作。不做相关准备就开始工作的人，不可能成为高收入男性。即使现在通过农耕和畜牧能够获得稳定的食粮，但是人类的DNA仍旧在为万一发生的饥饿做准备。

　　而且，即使养成以糖分为中心的饮食生活习惯，脂肪酸、酮体能量代谢依旧在发挥着辅助葡萄糖能量代谢的作用，而且时刻准备在关键时刻替补它的支持系统。能储存的葡萄糖只有维持不过半日的肝糖，在体内合成糖需要以肌肉为代表，削减蛋白质，创造糖分。这样的话，就会来不及供给能量。于是，脂肪代谢成为主要代谢，所消耗的糖分的量就会减少，肌肉的分解也会停止。比如，因太忙没能吃饭而挨饿的体验，大家都有过吧？回想起来，这个时候反而更能集中精力做事，不是吗？这正是由糖代谢转换成了脂肪代谢导致的。有了糖以外的其他能量的话，过度渴求能量的情况就会急剧减少。知道了这个特性，灵活地运用它，掌握与现代社会相匹配的混合能源的使用方法，正是我的建议。

从糖分依赖中解放出来后，
头脑开始神奇地敏捷起来

血糖值急速上升和下降会导致大脑效率低下

前面已经提到过，午饭后容易犯困，是因为食物主要以糖分为中心，导致血糖值急剧升高；为了降低血糖值，身体分泌出大量胰岛素，接下来又导致了低血糖。

周围有糖尿病患者的人，估计都很清楚这一点。糖尿病患者在饮食后血糖值容易急速上升，所以在吃饭前要先吃使血糖值不容易上升的药。症状比较严重的人，可能需要注射胰岛素。吃饭前吃了药或是注射了胰岛素，结果因为其他的事推迟了吃饭时间或者没有吃饭的话，本来血液中的葡萄糖就不是那么多，又分泌了很多胰岛素或是因注射而补给了很多，会导致血糖值偏低。低血糖的症状包括感觉疲倦、打呵欠，情况比较严重的时候会意识模糊、陷入昏睡状况，甚至危及生命。对于糖尿病患者来说，为了避免这种情况，需要因人而异地严格设定胰岛素的用量。

糖分中心的饮食虽然不像糖尿病患者的低血糖状况一样严重，但可能使你的大脑不仅在午饭时效率低下，而且时时效率低下。

糖化使蛋白质细胞恶化

糖分还有一个弊端。

前面已经提到过，血糖值上升、体内糖分增多，会给细胞施加氧化压。高血糖的状态下，多余的葡萄糖会与蛋白质结合变性，发生很多化学反应，最终形成一种叫做晚期糖基化终末产物（AGEs）的物质。这一系列的化学反应叫做糖化。蛋白质变性后产生的AGEs，会使活性氧更易产生，导致体内的氧化压增大。

胶原蛋白是蛋白质的一种，作用是使细胞与细胞紧密地结合起来。胶原蛋白极易被葡萄糖糖化，皮肤的胶原蛋白发生糖化反应后，会产生活性氧，因氧化压导致皮肤发黄，胶原蛋白的功能下降，从而令皮肤松弛。此外，牙床的蛋白质被糖化后会导致牙龈萎缩，这也是牙周病的发病原因之一。AGEs的生成还会导致动脉硬化加速，晶状体混浊导致的白内障也是因为糖化的关系。即使不是糖尿病，饮食后的高血糖也会导致糖化急剧发生。就算没有诊断出糖尿病，长期保持糖分过多的饮食习惯，会导致高血糖，不知不觉中也会加速细胞老化。

接下来，在本书第三章，终于要介绍高收入男性的营养法则了。

3

第三章

高收入男性的营养法则

最优先吸收蛋白质

高收入男性以肉食为主

终于要进入高收入男性的具体饮食方案了。在本书第二章已经讲解过，如果平时不加注意的话，我们的饮食极容易偏向糖分中心，导致能量过剩。这不仅会使体内脂肪增加，多余的糖分还会使体内氧化压增大，引发炎症。

受伤的细胞失去正常功能，在一定程度上是可以修补的，但身体还是会遭受创伤。身体的代谢功能下降，会变成容易发胖、难以瘦下来的体质。

平时早上起床就感觉身体没力气，吃完饭后就犯困，不能集中注意力的人，很有可能就处于这种状态。白天通过能量饮料这些高糖分、高咖啡因的饮料来凑合，晚上借酒消愁，身体是不可能有最好的表现的。

已经反复提到过，对我们来说，极其重要的营养素是蛋白质。我希望读者了解，以肉鱼鸡蛋等动物性蛋白质为中心的饮食是多

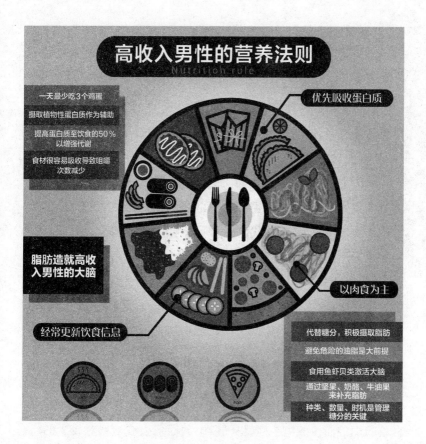

么重要。

　　有不少人觉得，鱼还好说，肉和鸡蛋虽然很好吃，但吃多了对身体不好，甚至有人把它们当作像茶一样不以营养为目的而食用的享受品。更何况，说起自己肥胖的原因，还有人以爱吃肉作为借口。对于他们，我想自信地说，肥胖与肉无关，请吃更多的肉吧！

　　蛋白质用英语说就是 protein，那么读者知道 protein 的词源是什么吗？protein 由希腊语"最重要的东西"一词转化而来，也就是说，它是我们身体最必需的营养素。确实，对拿着枪和弓隐藏在森林和灌木丛中、埋伏靠近的猎物、靠食用动物的肉即蛋白质来战胜自然及淘汰威胁的人类来说，蛋白质是不可缺少的。

富含蛋白质的食物有哪些呢？只有肉类、鱼类、蛋类、乳制品、豆类这5类，其他的食物要么偏向糖分和脂肪，要么就是像蔬菜一样，基本上只含有水分和食物纤维。

从历史上来看，以肉食为主的杂食动物——人类，具备了食用动物性食品的 DNA。肉类中含有的蛋白质及维生素 B 族、铁、锌等矿物质，都是提高新陈代谢能力所必须的营养物质。

认为不健康的大多数原因是由于动物性食品中含有的营养素不足，也绝不是夸大。所以，当我们吃饭时，首先应该选择的是吃哪种蛋白质，而不是考虑是吃拉面还是汉堡。即使吃这些食物，也应该战略性地考虑要添加多少叉烧、汉堡的肉派是否来双份等有关食材的内容。

当然，因此也要减少糖分。即使是减少拉面中的面量或是在吃汉堡时不点薯条等，也会起到很大的作用。最近，很多店铺开始能将拉面的面换成魔芋面，将汉堡中的面包换成含糖分较少的，从而帮助我们顺利减少糖分。但需要注意的是，重要的是在充分摄取蛋白质后减少糖分吸收这一顺序，而不是只选择低糖食品。

时常思考这顿饭能摄取多少蛋白质，是能对自己的身体进行投资的高收入男性的思考方式。Livedoor 原董事长、现在仍作为实业家活跃的堀江贵文，也通过适度控制糖分来保持体型，而且他超级喜欢吃肉。现在他通过 Facebook 的社交服务，推出了为吃肉而聚集的烤肉俱乐部 app。强调不做无用功、有效率地完成工作的堀江贵文在投资饮食时,这般重视减少糖分和多吃肉,这是很发人深省的。

相反,有人担心吃肉会给身体增加负担。但是否会增加负担,也是因使用方法而异的,不是吗? 比如,肌肉训练、跑步等运动,看起来就会给身体带来负担。没有体力的人如果突然运动,运动就会成为身体的负担,反而会损害身体。而对于长期进行训练的人来说,这些负荷可能并不是负担,而是适量强度的锻炼。但体力再好的人,如果过度训练的话,那些训练量也会变成负担,甚至损害身体。对自己的体力再没有自信的人,只要训练得当,也可以使能力得到提升。

也就是说,一直持续吃肉的人,消化和代谢能力也随之变强,即使吃得很多身体也能处理应对,可以说是拥有了强大的内脏和身体。平时饭量就比较少、不经常吃肉的人,如果突然食用超过身体承受范围的量的话,那些当然会成为身体的负担。

说到底,只有"适度的负荷"才能提高身体的代谢能力,减少无用的脂肪。

食肉的重要性自不必说,找到适合自己的肉类,才是发挥最佳表现的秘诀。肉里面也有牛肉、猪肉、鸡肉、马肉、羊肉、鹿肉等各种各样的肉,鱼也有各种各样的。细细说来,如果能关注到这种肉的饲料是什么,是怎样养殖的,该吃哪个部位,那就更好了。

往往容易被忽视的,是荷尔蒙系和软骨系。据说肝脏和心是动物营养最集中的地方,肉食动物捕捉到猎物后,总是最先食用其肝脏。软骨中也含有丰富的胶原蛋白、蛋白聚糖等肉中没有的营养素,所以肉之外的部分也应该多多食用。

关于脂肪,将在后面进行讲解。但是,太过关注脂肪,只吃含脂肪很少的鸡胸脯肉等,也是应该反思的。如果控制了糖分,就没有必要太在意脂肪了。不用担心什么,大胆地摄取脂肪吧。

一天最少吃 3 个鸡蛋

一天吃一个鸡蛋这种说法从过去就开始流传的理由是,一天之内的胆固醇摄取量应该控制在 300 毫克以内。一个鸡蛋含有的胆固醇为 200—250 毫克,吃两个蛋的话很容易就超标了。

但是现在这个上限被废除了,没有任何理由担心了。虽说任何东西摄取过多都不好,但是关于鸡蛋,只要你不是一天吃 10 个以上,就完全不会到超标的程度,所以请尽管放心。

我虽然推荐以肉食为中心的饮食,但是考虑到每天的费用支出,或许能轻松做到的人并不多。能顺利帮我们解决这个问题的,就是鸡蛋了。

同时考虑营养的平衡和支出的话,鸡蛋是最好不过的食材了。

鸡蛋是一个生命的结晶,是富含了优质蛋白质的代表氨基酸以及除维生素 C 以外的所有营养素的超级食物,而且无论在哪里都可以很便宜地买到,所以没有理由不食用。

我推荐读者每天最少吃 3 个鸡蛋,如果控制了糖分,其实是很容易做到的。你们试一下就知道了。

在家里的冰箱常备鸡蛋,即使是早上没有时间的时候,做一个西式炒鸡蛋也花不了几分钟,但就可以摄取到两个鸡蛋的营养了。早上有时间的时候,可以放一些无油金枪鱼罐头,或者加上一些奶酪,也是极美味的。

如果想吃蔬菜的话,我推荐食用"娃娃菜"。"娃娃菜"是指菠菜、芝麻菜等叶类蔬菜的嫩叶,超市里经常有袋装的出售。比起成熟的蔬菜,小的"娃娃菜"是浓缩的精华,营养价值更高。另外,不要食用市场上的沙拉酱汁,而要加一些橄榄油;如果时间充足的话,可放一些亚麻籽油、茶籽油,鸡蛋补给不了的维生素 C 等营养素就可以摄取到了,所以是低糖分又完美的饮食。

西式炒鸡蛋的话,也不需要什么特别的调料,简单地放一些酱油混合即可。不过我推荐使用海盐。盐分的过度摄取是需要注意的地方,海盐与精制的盐化钠食盐不同,是包含了盐卤的成分镁、钾等其他矿物质的、未精制的盐。尝一尝就知道,它的味道跟所谓的食盐的咸味不同,应该能隐约尝出一点甜味。将它加入鸡蛋中一起烹炒,或是将它直接洒在已经做好的沙拉里,也是可以的。

毫不费功夫就可以做成的炒鸡蛋,可以说是我平时经常吃的完美早餐了。当然,不只早餐,在晚饭或便当中放入鸡蛋也是没问题的。而且,即使早上吃了鸡蛋,我依旧推荐你在中午和晚上也食用鸡蛋。我点午饭的时候,如果菜单上有半熟鸡蛋,我一定会点。便利店买便当的时候,我也一定会加一个煮鸡蛋或温泉蛋。只要是吃饭都会吃好几个鸡蛋,所以我一天大约食用 5 个以上鸡蛋。

控制使脂肪增加的助推器——糖分的同时,积极摄取鸡蛋和肉类,反而会明显感到体内脂肪在减少。在指导女性减肥时,对于抵御不了零食诱惑的女性,我会首先推荐她们在饮食中添加鸡蛋,然后在想吃零食的时候也加一些煮鸡蛋。

一个鸡蛋含有约 80 卡路里的能量,且其中的糖分约为零。比起吃含糖分 20 克的巧克力,食用鸡蛋可以摄取到更多有益的营养素,是最优秀的食材。含有优质脂肪也是鸡蛋的特色之一,尤其是卵磷脂能给皮肤带来润泽,对于改善干燥和油性皮肤很有帮助。我经常听客户说,自从开始吃鸡蛋以后,皮肤的状态变好了。有能力的男性通过鸡蛋而不是水果蔬菜获得了好皮肤之后,或许还可以在女性朋友面前表现一下呢。

摄取植物性蛋白质作为辅助

说起健康食材,首先不得不提大豆。植物性食品当中,没有比它更优秀的蛋白质食材了。对平时不吃肉的素食主义者来说,大豆是宝贵的食材。关于素食主义者的思考方式,我并不想过多置喙,但从营养学的角度出发,可以肯定地说,不食用动物性食品而想获取充分的蛋白质,是十分困难的。

素食主义者提倡人一天所需的蛋白质为 20 克,因此通过谷物和蔬菜中含有的少量蛋白质,再加上大豆中的蛋白质,量是足够的,因此这样也是可以保持健康的。

在这种想法下能保持健康的人也有,而且基于人有适应能力这一事实,我想果断地表达自己的想法。就像本书反复提到的那样,不论从人类的历史还是科学的营养学角度来看,以动物性食品为基础吸收营养是最有效率的。而且,要成为充满活力的高收入男性,我十分推荐以肉食为基础的饮食习惯。

极端的肉食主义者甚至会列举大豆中含有的有害营养素,以批判素食主义者的饮食。不过,我倒认为没有必要如此减少饮食的多样性。代表性的大豆食品有纳豆、豆腐、味噌、豆乳等。事实上，我觉得过度食用这些食品的人没有那么多，说到底也只是在配菜中有纳豆的时候主动选择纳豆——早晚饭的时候配点纳豆能使饭菜丰富一些，把豆腐做成凉菜食用也是很方便的。

有些执行严格糖分限制的人，会在吃饭时将米饭换成冷豆腐，作为食用其他配菜时的清口。这样既不会因为没有米饭而感到违和，又能摄取蛋白质，是特别容易实践的。

比起喝完全没有营养价值的清汤或糖分很多的玉米汤，大酱汤是汤类里比较容易吸收的。而且自己做饭的时候，豆腐、裙带菜等也更容易吸收，所以很方便。

豆乳的话，调制豆乳含有砂糖，无调整豆乳即大豆蛋白，每200毫升含10克蛋白质，比起喝劣质的氨基酸饮料和便利店中的蛋白质饮品，能更有效地摄取蛋白质，作为水以外的水分补给品也是很有效果的。

即使这样倡导积极地摄取大豆食品，但动物性食品依旧应该占主体，7∶3的比例就够了。积极摄取动物性食品，自然是不会错的。不过，大豆制品中也含有仅通过动物性食品摄取不到的镁、食物纤维等，尤其是纳豆作为发酵食品，含有维生素 K2 及纳豆酶，可以保持肠内环境正常。

提高蛋白质至饮食的 50%
以增强代谢

新 PFC 比为 3∶4∶3

从蛋白质、脂肪、碳水化合物（糖分）中获得的能量比例，取其英文首字母，叫做 PFC 比。

在日本厚生劳动省与农林水产省推荐的《日本人饮食摄取基准（2015 年版）》中，理想的 PFC 比为蛋白质 13％—20％，脂肪 20％—30％，糖分 50％—65％。这个数据的营养学根据并没有写出来，但是明确标记了这只是作为参考数据，应根据个人的生活习惯进行灵活调整。

这个 PFC 比是以经济高速成长期后的 20 世纪 80 年代，也就是日本人最健康时期的饮食内容为基础得出的。这个时期的平均值为蛋白质 13.0％、脂肪 25.5％、碳水化合物 61.5％。在现代，平均值为蛋白质 14.8％、脂肪 25.9％、碳水化合物 59.3％，并没有与基准值相差很大。其中蛋白质有所增加，脂肪稍有增加，碳水化合物则有所减少。

只看到这一点便认为现在不断增加的糖尿病、癌症患者数量是由于饮食欧美化而导致的动物性脂肪和蛋白质摄入增多,那我也没有办法。但就像前面说明过的那样,这是不正确的。其实,精制加工的食品中使用的砂糖,清凉饮料中含量很多的果糖、葡萄糖、液糖,以及植物性油脂和食品添加剂,才是问题所在。

不能拘泥于统计数据上的卡路里信息,单从数值上是看不出来的,尤其是通过什么吸收的之类的信息,也是很重要的。

以提高表现能力、成为高收入男性为目标的"森拓郎式增强代谢饮食",并不是以达到一般平均值为目标,而是以更高营养价值的饮食为目标,提倡蛋白质 30%、脂肪 40%、糖分 30% 的"高蛋白·高脂肪·低糖分"的饮食方式。当然,在此方案中,不单单是保持营养平衡,从什么食物中获取什么营养素,也受到了很大的重视。

日本人的"蛋白质不足说"

在本书中,我一直极力宣传读者要多多摄取蛋白质,但事实上日本人的蛋白质摄取量如何呢?

《日本人饮食摄取基准(2015)》建议,成年男性一天应摄取的蛋白质量为 60 克。但是,据《国民健康·营养调查(2015)》显示,日本成年男性平均每天摄取的蛋白质为 75 克。由此,或许可以推算出大多数日本人的蛋白质摄取其实是足量的。

但是,从这个统计看看整体情况吧。

男性的平均卡路里摄取量为 2 000 卡，PFC 比正如前文提到的，蛋白质 14.8%，脂肪 25.9%，碳水化合物 59.3%。也就是说，能量源以糖分为中心，是不可否认的事实。

需要注意的是，平均值不一定就是正确答案。如果就这样能保持健康的话，那也没什么问题。但是，大家的目标是获得高收入和最佳的身体，而不是一般人的身体。如果不以超越平均值为目标，就没有意义了。

我因为洗桑拿浴的原因，经常出入普通澡堂，我觉得在那里看到的，大约就是普通日本人的平均体型了吧。大多数客人都是 30 岁以上、平均 50 岁左右的年龄。以与刚才统计的中间数相符合的中年男性为中心，看着他们的裸体，我思考了很多。

大部分人都是手脚很细、肚子却凸出来的体型，这是典型的由于肌力低下、代谢低下和糖分过多导致的内脏向脂肪性肥胖发展的状态。但是，能称得上肥胖的人意外的很少，而且都是体重并不重但肚子凸出来的类型。我看到这个情况，也不由得赞同前面提到的日本人中有很多瘦人患有糖尿病这一现状。

在欧美，是完全不同的情况。那里重度肥胖的比例异常高，甚至有很多人是让人疑惑怎么可以胖到这个程度的典型过度肥胖。

日本人比较瘦，很容易让人以为那里的人都很健康。但从事美体指导的我在第一线的实际感受是，比起运动不足，因蛋白质摄取不足且糖分摄取过量而导致营养不足的日本人有很多。

当然，并不是必须要有腹肌这种高要求，而是从身高和体重的平衡来考虑，明明摄取的卡路里足量，为什么会变成这种体型呢？原因不单单是运动不足，更多问题在于饮食的质量。而且，如果在进行运动的话，更应该提高饮食质量，需求量也会变大。

如果完全不运动的话，考虑到糖分摄取过多、蛋白质和脂肪摄取量过少及质量较差，那么我在澡堂里看到的光景也就并非不可思议，不由得感觉确实会变成那样了。

在本书中，如您所见，我并不推荐强行增加运动量，而是希望人们通过认真思考饮食的内容，实现拥有高收入表现能力的目标。那么，应该怎么做呢？从现在开始要减少糖分，增加蛋白质和脂肪的摄取，同时考虑所摄取脂肪的质量。并不是说要多吃蔬菜水果等所谓的健康食品，迫使自己减少卡路里的摄取量。"主动吃"这一积极的战略思考方式，是很有必要的。

具体要做的事情很简单。

如果平时的饮食是炒饭、蛋包饭、咖喱饭、意大利面、牛肉饭、披萨、汉堡等快餐的话，那就要从重新审视这些饮食开始。

我已经说过很多次，这些食物是以糖分为中心的，不仅存在维生素、矿物质含量少及蔬菜很少这些问题，更大的问题在于糖分或脂肪的摄取量过多。这样的饮食，很容易导致所摄取卡路里的一半以上来自于糖分。

另外一个问题是，食材容易被吸收，会导致咀嚼次数减少。要改善这一点，首先就要改善饮食内容，要经常以含有丰富蛋白质的食材为主食。

从外观上来看，即饮食的一半左右为以上所说的主要食材，在这样的主菜中加一些蔬菜，没有问题。加一些纳豆、半熟鸡蛋或小盘的鹿尾菜、萝卜丝，也是可以的。

饭量比较大的人，如果过去一直吃大碗饭或有续碗习惯的话，可以尝试点原饭量 1.5 倍的主菜,比如增加一个菜这样。如果在经济上有负担,可以饭后在便利店买一些沙拉鸡肉或煮鸡蛋、鲭鱼罐头、奶酪、纳豆、坚果等,在肚子饿的时候补充能量,或者制作一些蛋白质饮料来喝。

不需要过分关注营养学的东西,只需做到以动物性食品为中心选择食物。如果做到了这一点,过去只是填饱肚子的饮食,也会变成是给自己的投资了。

以糖分为中心的饮食确实比较便宜,又能填饱肚子,但会让无用的能量在体内累积。如果能明白即使多花了一点钱,但习惯以蛋白质而不是以糖分为中心的饮食是对自己今后人生的投资,那就不会迷茫了。

很多人误以为,只要多吃蔬菜,就能平衡饮食,抵消其他不足。最近我在吃拉面时,发现了一种"补充一天所需蔬菜"的蔬菜拉面,但其实里面尽是些豆芽、卷心菜等营养价值很低的东西。如果仅凭此就觉得平衡了营养、甚是安心的话,那真是没救了。

首先应该考虑的不是食用营养价值低的蔬菜,而是怎样调整三大营养素的 PFC 比。充分摄取营养价值高的动物性食品之后,食用豆类、绿色蔬菜、海藻类来补充不足的维生素和矿物质,这样的想法才是正确的。

接下来是 PFC 的"F"——脂肪的部分了。我想表达的并不是"脂肪就是卡路里",而是"脂肪的种类很重要"这一观点。

脂肪造就高收入男性的大脑

积极摄取脂肪代替糖分

　　蛋白质、脂肪、糖分这三大营养素中,蛋白质的重要性即使我不说,大家应该也是知道的;糖分,大家都知道那是我们重要的能量源;而脂肪,被认为是"万恶之源",是导致肥胖、动脉硬化、脑梗死、心肌梗死的原因。

　　从战后的 PFC 比可以看出,日本人饮食的欧美化并没有导致其摄取的总卡路里的变化,但是糖分的比例有所减少,蛋白质和脂肪的比例有所增加。与此同时,各种疾病也开始增加了,所以人们对"脂肪对身体有害"这一说法印象深刻,也是事实。

　　至今为止,低脂肪食品、无胆固醇、低动物性脂肪的食物,仍被视为健康食品。1 克糖或蛋白质含有 4 卡路里能量,而 1 克脂肪含有 9 卡路里能量,是其他两大营养素的两倍以上。因此,在"卡路里至上主义"抬头以前,因脂肪摄取量会影响总卡路里摄取量,所以只要能控制好脂肪量,就可以说是健康餐、减肥餐了。

说起成本的话,三大营养素中,成本最低的就是糖了。想象一下,在便利店,想用有限的资金获得最大的饱腹感,极容易就会选择碳水化合物类等全是糖分的食品,不是吗? 这仅仅是因为糖是花钱最少就能得到的食材,米或小麦等谷物可以把我们从饥饿中解救出来。与此相比,要充分摄取蛋白质的话,无论如何成本都会上升。因此,我推荐人们食用鸡蛋、大豆等相对便宜的食物。

大豆是植物性食品,脂肪含量并不是很高。动物性食品总是伴随着脂肪,鱼还好,肉、鸡蛋、奶酪等的脂肪含量多,卡路里至上主义者无论如何都会避免大量食用这类食物。尤其是肉类,基本上是以鸡胸脯肉这类脂肪含量少的肉为中心的。鸡蛋因为含有与蛋白质几乎等量的脂肪,而且有很多胆固醇,所以要尽量避免。

但是,当人们知道糖分会导致血糖值上升,血液内能量过剩或者分泌胰岛素时脂肪不能作为能量源使用,而更容易作为体内脂肪被储存下来这一事实后,想法开始转变了。

"糖分+糖分"或"糖分+脂肪"的饮食方式,使能量过剩,更容易合成体内脂肪。因此,以糖分为基础的饮食,自然要避免脂肪。如果将糖分控制在不会使血糖值大幅上升的适量范围内,或是在执行糖分限制的情况下大量摄取脂肪,会怎样呢?

这种情况下,身体会积极地将脂肪转换成能量,而将有限的糖分节约下来。1克9卡路里的能量并不足惧,身体会自动提高代谢能力,消耗大量能量。

通过减少糖分成功瘦下来了,但是总感觉没劲、很困、容易烦躁的人,其实只是将饮食中至今为止所摄取的卡路里中的糖分的量给削减了。这样的话,就没法提高对高收入男性来说重要的脂肪代谢了。要提高体内的代谢功能,说到底最重要的还是在保证摄取足量卡路里的情况下,改变其具体组合。

因此,在减少糖分、增加动物性食品的时候,不要选择鸡胸脯肉等低脂肪肉类,而要选择脂肪很丰富的外脊肉牛排,或五花肉、鸡皮等可同时摄取到荷尔蒙的食物。此外,富含动物性脂肪的奶酪,既可以当配菜,又可以当零食。通过摄取这些动物性脂肪,可让保护细胞的细胞膜变得滋润,皮肤充满光泽。

有人可能会觉得摄取脂肪会使皮肤变得油腻,其实那是糖的过量摄取所导致的皮脂过多造成的。倒不如说,正是因为脂肪,使得皮肤远离干燥,变得有弹性。当女性朋友问你是如何做到皮肤有弹性的,你可以自信地告诉她们:请大量摄取动物性脂肪吧。

当然,放弃女性最喜欢吃的甜食,是个前提。

避免危险的油脂是健康的大前提

听闻应该多摄取脂肪,可能有人会想起油炸食品中的油。确实,这也是脂肪。

事实上,所有脂肪在能量含量上都是一样的,每克脂肪含有 9 卡路里能量。但是,在摄取脂肪时最重要的,是考虑所摄取脂肪的种类。

考虑 PFC 的比例也很重要,按照我所推荐的 3∶4∶3 的话,比例最高的脂肪从哪里获取,是尤为重要的。

油炸食品、色拉、加工食品等是最应该避免摄取的脂肪。简单来说,也就是所有日常所见的植物性油脂,都应该避免。一听是植物油就觉得很健康的人，要多加留心了。以所谓的色拉油为首，还有它的原料大豆油、菜籽油、红花油、玉米油等，都是以很便宜的价格就能入手的油。

突然对一直以来都深信要远离油，只有摄取植物油才稍微安心一点的人说要多摄取油脂，他们可能会疑惑，不知要怎么做才好。反过来，我推荐他们要摄取的，正是一直以来被认为是最应该控制的动物性脂肪。动物性脂肪在摄取蛋白质的时候也可同时摄取到，这种油脂的摄取方式打破了以往人们对油脂摄取方式的印象。

本来植物中是没有多少油的，将这少量的油精制提炼出来的液体就是植物油。植物油虽然给人一种很健康的感觉，但要知道那其实是通过特别不自然的方法制作出来的。一般大量摄取这种植物油，只有在食用油炸食品、大量使用油的炒菜以及摄取市场上的色拉油的时候。

有人因觉得生蔬菜沙拉对身体好而大量食用，且食用时喜欢加上大量色拉调料，我觉得这一点需要引起注意。可能有人会疑惑：那么无油色拉又怎样呢？无油色拉确实没有使用植物油，但取而代之的是糖分，也就是由最不应该摄取的果糖、葡萄糖所构成的。这也是我希望读者养成看食品原材料名的习惯的原因之一。

另外需要注意的，是包含在点心等加工食品中的植物性油脂。小甜饼、点心等自不必说，要使被称作健康食品的棒状食品成形，油脂是必不可少的。这个时候使用的，就是棕榈油或人造黄油。棕榈油是肥皂中使用的椰子油的成分之一，也可以食用。食品原材料名中的所谓植物性油脂的大部分，就是棕榈油。在日本没有必须显示食品详细信息的义务，所以有必要直接咨询生产商。

人造黄油作为含有大量最近才广为人知的反式脂肪酸的食物，而为人所熟知。除了人造黄油外，起酥油、涂抹酱等也是由植物而来的油脂。

棕榈油在植物油中也是特殊的，它与动物性油脂一样含有丰富的饱和脂肪酸，在常温下也为固体，不容易氧化。反式脂肪酸正如它的名称一样，是形状被改变了的油脂。在本来为液体的不饱和脂肪酸中添加氢元素，使之科学地转变为饱和脂肪酸，创造出人造黄油等食品。它的原料是本来为液体油的大豆油等油类。黄油的价格很高，但人造黄油的原材料却是廉价的大豆油，作为黄油的替代品而被使用。

因为棕榈油和人造黄油是饱和脂肪酸，不会氧化，所以认为它们的氧化压也较小，是不正确的。正是它们所含有的微量成分，拥有以致癌性为代表、导致性荷尔蒙异常的环境荷尔蒙作用。环境荷尔蒙与本来的男性荷尔蒙、女性荷尔蒙的作用相反，有可能使其发生紊乱，导致性机能异常。

总而言之，对于一直认为动物性脂肪有害、植物性脂肪有益，因而频繁地吃油炸食品、色拉调料，或者不看原材料就购买加工食品的人来说，转变对于脂肪的想法是很有必要的。

首先要大胆地食用肥肉、鸡蛋、奶酪等食品，为了将体内的代谢机能从糖代谢转换成脂肪代谢，光靠抑制糖分是不够的，还应该大量摄取优质的脂肪。

不会发胖的脂肪摄取方法

食用鱼虾贝类可激活大脑

知道了要尽量避免植物性油脂，多摄取肉类、鸡蛋等脂肪，可能有人会想，那么鱼类脂肪如何呢？

请尽管放心，鱼类脂肪可大胆食用。

鱼类脂肪事实上是动物性脂肪，但因为鱼类生活在寒冷的水中，所以含有丰富的常温下非固体的不饱和脂肪酸。因此，容易氧化是它的特征之一。尽管容易氧化，但是鱼类脂肪是鱼身体的一部分，与从植物中强行获取的液态油是不同的。

鱼类中常见的油脂——欧米伽3脂肪酸，其特征是极易被氧化，所以很容易作为能量被消耗。它即使被摄取很多，也不会被储存为体内脂肪，反而对提高能量代谢很有帮助。

而且，DHA、EPA等，相信很多人至少听说过这些名字，它们也属于欧米伽3脂肪酸。要大量摄取这些营养素，除了营养补充剂外，就只有通过鱼类了。

DHA 和 EPA 都是体内不能自主合成的成分，而且一般食品中也不含有这些营养素。EPA 不仅可以抑制体内的炎症，而且能减少体内的中性脂肪，尤其是有助于减少内脏脂肪。也就是说，通过摄取鱼油，可以改善男性中常见的内脏脂肪型肥胖和啤酒肚。

"吃鱼能变聪明"这句话曾经很有名，这是因为鱼类所富含的DHA，是人类大脑的神经细胞膜的组成部分。据说如果 DHA 含量高的话，大脑的神经传递就会更活跃，能同时处理大量信息，也有助于提高记忆力。

关于 DHA 与学习能力的关系，1992 年英国儿科医生卢卡斯博士所做的实验很有名。实验人员将 300 名幼儿分成食用 DHA 含量高的母乳长大组和食用几乎不含 DHA 的奶粉长大组。当这些小孩长到 8 岁的时候，测试他们的 IQ 指数，结果发现食用 DHA 含量高的母乳长大组比另外一组的 IQ 高出 10%。

可能有人觉得这是脑部刚刚开始发育的幼儿时期的实验，所以与 DHA 没有关系。但是还有其他大量有关 DHA 摄取的实验，其结果表明在成年之后也有效果，尤其是与预防老年痴呆等大脑老化疾病有很大关联。老年痴呆症也被称作大脑的糖尿病，过剩的糖分摄取是破坏大脑细胞的罪魁祸首之一。控制糖分，同时大量摄取有助于抑制炎症的 DHA、EPA 等欧米伽 3 脂肪酸，能够提高大脑的运转速度，从而成为高收入男性的必然需求。

青鱼中的 DHA、EPA 等含量很高，其他的鱼和贝类中的相关含量虽然没有青鱼高，但也是动物性食品，含有丰富的营养，所以同样应该积极地食用。

通过坚果、奶酪、牛油果来补充脂肪

减少的糖分要通过优良的脂肪来补充,这个时候最便利的食物就是坚果和奶酪了。这些食材因为脂肪含量高,经常被人敬而远之。但如果以低糖分的生活为前提的话,就应该大量摄取这些食材。

坚果中,我尤其推荐巴旦木杏仁。巴旦木含有的脂肪属于欧米伽9系列,虽然那也是植物性脂肪,但是跟欧米伽6系列相比,更不容易被氧化。其他富含欧米伽9系列脂肪的食物,还有橄榄油、牛油果油等。

因此,我虽然不推荐食用植物油,但是少量的巴旦木油脂、橄榄油、牛油果油是没有问题的。不过,与果汁饮料一样,油都是精制提炼出来的,所以我推荐读者直接通过食品本身去摄取。

巴旦木含有丰富的镁、锌等矿物质,被称作天然营养补充剂。此外,核桃是唯一富含欧米伽3的坚果,跟巴旦木一起食用营养更佳。混合坚果食品中经常有的腰果、夏威夷果等,因为含有大量糖分,所以我不建议经常食用。说到底,我还是建议你们购买袋装的巴旦木和核桃。

奶酪有不同的种类,其中最容易吸收的是卡芒贝尔软干酪,且在便利店有切好了的干酪出售,所以十分方便。与这种天然奶酪不同的、加工过的容易食用的经加工干酪,我并不推荐。与自然奶酪相比,经加工干酪肯定是有添加物的,食用时应该考虑其加工程度。

很少见到男性积极地吃食用牛油果,那么我建议你还是主动去试试看吧。也有一些饮食店铺将牛油果当作饭菜的装饰使用。在限制糖分的情况下,使用了牛油果的食品是很好的卡路里来源。

牛油果也含有丰富的欧米伽9,同时还富含维生素E和食物纤维。虽然它属于水果类,却几乎不含糖分,而富含脂肪,被称作"森林中的黄油"。对于没怎么食用过牛油果的男性来说,可能会觉得它很软很难应对。但是蘸上酱油食用的话,感觉就像金枪鱼生鱼片的味道。虽说牛油果是水果,但只需将其用刀切成两半,取出种子,用勺子挖着吃就可以了,特别方便。

提高控制脂肪的能力,可以说是糖分管理的必要条件。

种类、数量和时机是
管理糖分的关键

高收入男性的糖分管理法则

终于到了糖分管理法则的部分,但事实上,可以说只要留心前面提到的蛋白质和脂肪的摄取,那么大部分问题就能迎刃而解了。

本书所倡导的饮食法则,归根到底就是控制能量的过剩摄取,确保容易不足的身体必需的营养素的吸收。糖分是重要的能量源,但也正因为它是能够轻易高效使用的能量源,所以超过活动量的摄取反而会成为"毒药"。

而且,尽管糖分是人体不可缺少的营养素,但并不被认为是体内的必需营养素,因为糖分可以通过体内的其他营养素合成。而且,我们的身体拥有在糖分不足时使用脂肪,甚至将酮体作为能量源的机制。我们日常消耗的能量应该以脂肪为主,比如在做运动这种特别需要力量的时候才需要以糖分为主。

至今为止被视作常识的消耗卡路里的运动,不过是为了消耗所摄取的过剩的糖分，而且同时也将糖分以外的氨基酸、矿物质、维生素等其他营养元素消耗掉了，所以并不会改善身体的状态。

　　这是为什么呢？本来在平时的饮食生活中，蛋白质、矿物质以及维生素就不足，为了消耗过剩摄取的无用的糖分而运动，只会赔了夫人又折兵地使代谢功能下降。反复如此，不仅没有效果，反而是在浪费时间。反映在工作上就是，为了改进事业所进行的项目，结果仅仅徒增人工费等各种经费，不但效率很低，还拉低了总体业绩。

高收入男性经常更新饮食信息

　　如果能掌握一些营养知识，就能看穿一些工作上显而易见的失败的原因。被一些流言或古老的经验所束缚，做不出成就，那是没有意义的。更何况是关于自己身体的事，可以说更应该弄清楚、弄明白。

　　主要的实践就是前面所说的：改变以糖分为基础的饮食。做到了这一步，可以说踏出了最重要的一步。然后，每顿要吃一个拳头大小的饭量，也就是 80 克米饭的量。平时无意间摄取的糖分，要全部削减掉。让脑袋反应变慢的糖果呀巧克力呀这些自不必说，还要尽量不喝甜的罐装咖啡或能量饮料、清凉饮料、果汁等富含砂糖、液态糖的饮品。

　　放弃这些糖分中心的食物后，如果感觉很暴躁，控制不住欲望，正说明了你以前对它们的依赖。可以说，这些症状与药物中毒后的依赖症很相似。可以把戒糖比作戒烟，但重要的不是把戒糖本身当作主要任务。比起说吸烟有害健康,不能吸烟,不如说创造能减少吸烟的环境更为重要。

比如,非吸烟者本来就不吸烟,所以并不是在忍耐戒烟,因为不吸烟本来就是其日常。但是,让已经把吸烟当成生活的一部分的人去戒烟,再加上尼古丁的依赖作用,那肯定是相当困难的。因此,第一步不是禁止自己吸烟,而是让香烟远离自己的日常生活。比如,平时自己并不携带香烟,只是偶尔当别人递过来一支时抽一抽的人,并不算是烟民。如法炮制,当你想吸烟的时候,就特地去店里买一包,吸完一支后就赶紧扔掉。在某些场合,身边有烟民的情况下,仅仅抽一支等等这些,姑且都不算是做坏事。

可能有人会觉得,这样的话,永远都摆脱不了对香烟的依赖。但是,最重要的是改变至今为止一直被吸烟所占据的消磨时间的方式。工作前后、休息时间或一个人在家时无聊抽烟度过的时间用别的事情来填埋,是很重要的。

把这种事换成糖分依赖想想看。

说起摄取糖分,人们肯定会想到在糖果店买零食或是在餐饮店买小吃,然后平时不经意间拿在手里的,或许都是些点心和清凉饮料。到了去超市和便利店、肚子饿下馆子时吃什么等,都可以用营养学从细胞层面分析的现在,应该几乎没有人会积极选择以糖分为中心的食物吧。如果有什么想吃的东西,仔细考虑一下,把量也考虑在内,然后去买,是最好的。但是,绝对不要囤货。反过来说,需要做的事也只是如此而已。

别人送过来的点心、旅游景点的特产、聚餐时的美食等等,完全没有必要放在心上,只要不是经常吃就没问题。想吃巧克力、奶油冰淇淋、蛋糕的时候,去百货公司或是有名的店铺买一些比较精致特别的产品,也是一个不错的方法。比起随便吃便宜的东西,细细品味凝聚心血制作出来的美食,才是高收入男性的饮食方法。

有句俗话说,买便宜无用的东西反而浪费钱。即使是糖块,享受一份特别精致、充满故事的食物,也更有价值。不仅仅为满足食欲,同时品尝食物背后的故事,这样的饮食才能让人没有"罪恶感"地品尝糖分吧。

这也不能吃、那也不能吃的禁欲式饮食方式,或是仅仅为满足食欲的欲望式饮食方式,都不是最好的饮食方式。只有认真思考今天吃什么、能享受美味的人,才能让自己的人生过得有意义。

第四章

一举解决的良方和
提高表现的良方

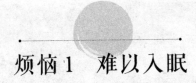

烦恼 1 难以入眠

　　工作很忙,夜里将近 12 点才回家,是常有的事。明明身体很疲惫,想到明天还有很多工作,必须要早点睡觉,但是上床后却怎么也不能入睡。

摄取必须的氨基酸以及富含色氨酸的动物性食品

　　控制我们一天生活节奏的,是体内的生物钟。

　　一天虽然有 24 个小时,但是我们体内的生物钟却是以 25 个小时为周期的。调节这一个小时时差的,正是早晨的阳光。

　　沐浴晨光,我们的生物钟便开始运作。睁开眼后的 14—16 个小时(假设早晨 7 点起床,也就是到了夜晚 9 点—11 点左右),大脑的松果体便开始分泌一种叫做松果腺素的荷尔蒙。松果腺素又称睡眠荷尔蒙,可通过降低体内温度,使副交感神经处于优势地位,令心情放松,从而调整呼吸、脉搏、血压,使人进入睡眠状态。

　　晚上很晚不睡,早上很晚不起这种不规律的生活,会导致松果

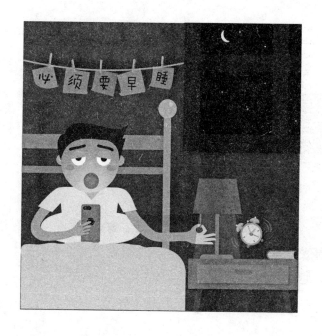

腺素分泌减少,即使很想睡觉,也没有睡意,很难入眠。工作忙起来的话,很难过上有规律的生活。所以,通过饮食来摄取松果腺素,是很有必要的。松果腺素的原材料,是一种叫做血清素的脑内物质。增加血清素的话,松果腺素的分泌也会增加。

通过晒太阳就可以增加血清素,但给我们的身体补给合成血清素的原材料也很重要。血清素的原材料是色氨酸,那是人体必需的一种氨基酸。在动物性食品中富含色氨酸,所以我推荐读者多吃肉类、乳制品等动物性食品。

要点 为了增加松果腺素的分泌,要积极摄取富含人体必需的氨基酸、色氨酸的肉类和鱼类,以及鸡蛋、奶酪等富含蛋白质的食物。

烦恼 2　早晨不易清醒

虽然睡眠时间也达到了 7 个小时，但早上睁开眼后还是起不来床。感觉肚子很鼓，没有食欲，但没到中午就饿了，所以总是强行吃点东西后再出门。

晚饭一定要在睡前 3 小时搞定

早晨起床没有食欲，很有可能是因为昨天晚上吃的东西引起了消化不良。

回家太晚，导致晚饭与睡觉之间的时间间隔太短，或者在睡觉前吃宵夜的话，会使肠胃在睡眠期间也不得不进行消化吸收，肝脏也不得不处理从肠道运送过来的葡萄糖、氨基酸、脂肪酸等营养素，从而给消化器官带来很大的负担。

有的人不喝酒就睡不着，这也是因为肝脏不眠不休地工作，导致睡眠很浅。内脏在本应休息的时间得不到休息，即使自己以为自己睡得很好，或许也称不上是高质量的睡眠。

晚饭尽量至少在睡前 3 小时搞定。如果实在晚了的话,就要避免米饭等主食或油腻的饭菜,也尽量不要吃高蛋白或肉类这些给肠胃增加负担的东西。应该吃一些半熟鸡蛋,或是煮得很软、有利于消化的豆类食品。

吃太多不仅会给肠胃带来负担,也是导致肥胖的原因,所以饭吃八分饱就好。

计算好睡觉时间,使起床时正好处于浅度睡眠状态

规划一下睡觉时间。

深度睡眠状态和浅度睡眠状态在一晚中会反复出现好几次。

处于浅度睡眠状态时,心跳数和呼吸数会增加,眼睛及脸部的肌肉、手会微微抖动,大脑也会比较接近清醒时的状态。虽然有个人差异,但在第 4 次浅度睡眠之后,大脑便开始做起床的准备了。

另一方面,处于深度睡眠状态时,心跳较慢,呼吸比较缓慢而有规则,大脑也处于休息状态。

处于深度睡眠状态却又不得不起床的时候,很容易大脑迷糊不清醒。因此,在处理浅度睡眠状态时起床,是最好的时机。深度睡眠和浅度睡眠交替的周期大约是一个半小时,也就是说,睡眠时间大约是 6 个小时或 7 个半小时,在此基础上再加上入睡所用的时间。

因此,只要不是太早,在处于浅度睡眠状态时起床,不失为一个好办法。

要点　晚饭在睡前3小时搞定。

晚饭时间比较晚的时候,要避免米饭等主食及油腻的饭菜,吃一些容易消化的食物。

为了避免起床时处于深度睡眠的状态,要调节好睡觉的时间。

烦恼 3 经常宿醉

喝酒的时候也没觉得喝了特别多,并不恶心反胃,但第二天早上起床时还是醉酒的状态。会不会是跟以前相比,喝酒的次数减少了,所以对酒精的忍耐度下降了?

代谢酒精的能力由分解酶决定

虽然身体对酒精或多或少是有些习惯了,但分解酒精的能力是由先天的分解酶的类型决定的,并不会因为喝酒次数的多少而增强或减弱。

肝脏分解酒精分为两个阶段。

在第一阶段,脱氢酶(ADH)将酒精分解成毒性很强的乙醛。

在第二阶段,乙醛脱氢酶(ALDH)将乙醛分解成醋酸,最终分解成二氧化碳和水排出体外。

酒精的分解能力虽然因人而异,但主要与 ALDH 有关。能喝酒的人,体内含有能快速分解乙醛的活性 ALDH;而不能喝酒的人,体内只含有低活性的 ALDH。

很多日本人一喝酒脸就容易红,稍微喝多一点就容易宿醉。

削减糖分,使肝脏能"专心"分解酒精

为了使肝脏不同时在其他代谢上分散能力,饮酒时最好避免含有很多糖分的酒类和饭菜。

喝酒的时候不要喝日本清酒、啤酒这些含有糖分的酿造酒或甜的气泡饮料、鸡尾酒等,尽量喝糖分较少的烧酒或威士忌、白兰地等蒸馏酒。下酒菜尽量吃些刺身、生鱼片或是鱼贝类的汤汁,混合坚果、毛豆、海藻沙拉这些几乎不含糖类的食物。喝酒的时候吃一些下酒菜可以防止酒精被一股脑儿吸收,但是吃太多的话会阻

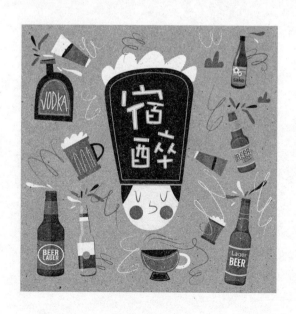

碍肝脏分解酒精,这一点需要注意。

即使做到这些,宿醉的可能性还是很大的。不妨摄取一些有助于提高肝脏代谢功能的 BCAA(人体必需氨基酸中的缬氨酸、亮氨酸、异亮氨酸)或是氨基酸中的精氨酸。

饮酒后摄取一些氨基酸或蛋白粉等营养品,可以有效防止或缓解宿醉。

要点 分解酶的活性度决定了分解乙醛的能力。

为了使肝脏能"专心"分解酒精,尽量选择含糖分较低的酒类和下酒菜。

摄取有助于提高肝脏分解能力的氨基酸 BCAA 以及精氨酸、蛋白粉等营养素。

烦恼4　容易疲惫，身体倦怠

　　最近，工作上稍微拼一下命就感觉很疲惫，身体疲乏，休息日也基本宅在家里，在无所事事中度过。

高卡路里·低营养的饮食方式才是罪魁祸首

　　很明显，这是能量代谢功能不良的表现。

　　身体很疲乏，是饮食过多导致胃、肠等消化器官工作过度所致。能量代谢功能低下，是典型的高卡路里·低营养的饮食方式所致。糖分摄取过多导致血液中的能量源——葡萄糖过剩，另一方面，促进代谢顺利进行的蛋白质、维生素、矿物质等营养素却又严重不足。

　　因此，请避免汉堡包、炸土豆、甜甜圈、薯片、爆米花、甜面包、点心小吃等卡路里很高却不含维生素、矿物质等营养素的食物。

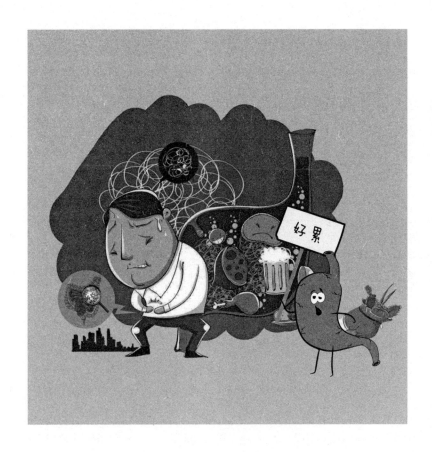

选择低卡路里、营养价值高的 N/C 比高的食物

相反,要多选择 N/C 比高的食物。

N/C 比,是指卡路里很低但对提高身体代谢能力有很大帮助的维生素、矿物质所占比例。分母 C 是指总卡路里,分子 N 表示营养价值。

两种食物的分母即总卡路里相同时,分子营养价值高的称作高 N/C 比食物。

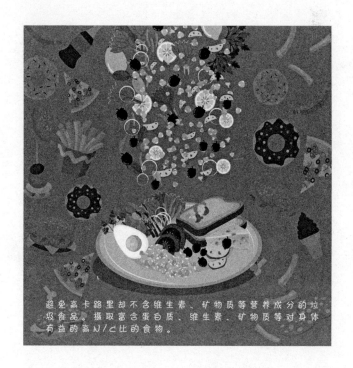

避免高卡路里却不含维生素、矿物质等营养成分的垃圾食品。摄取富含蛋白质、维生素、矿物质等对身体有益的高 N/C 比的食物。

比如,同样量的白米与糙米,比起精制的淀粉含量很高的白米,保留有富含维生素、矿物质、食物纤维的糠、胚芽的糙米,才是 N/C 比高的食物。

可以说,精制的食品往往维生素及矿物质的含量不足,N/C 比较低。谷物,尤其是白米,在体内不易消化。适当地减少米饭的量,增加高 N/C 比的菜肴,可以有效缓解身体的疲惫。

此外,鸡蛋和奶酪是富含优质蛋白质的高营养价值食品。

要点 避免汉堡包、炸土豆、甜甜圈等高卡路里却不含维生素、矿物质等营养成分的垃圾食品。

摄取富含蛋白质、维生素、矿物质等对身体有益的高 N/C 比的食物。

烦恼 5 上午工作效率低下

虽然到了公司,但整个上午都感觉大脑不能运转,工作没有进展。光想着怎么不被上司发现,结果工作越发做不好。

摄取维生素 B_1,帮助能量代谢顺利进行

身体酸软,容易疲惫,是因为能量代谢不畅,说到底还是因为食用过多卡路里很高却无蛋白质、维生素、矿物质等营养元素的垃圾食品。

摄取糖分可以作为应急方案,但为了长远的发展,必须多摄取肉类、鱼类等蛋白质,使能量代谢正常化。酶可以帮助葡萄糖顺利代谢,其中具重要辅助作用的就是维生素 B_1。身体缺乏维生素 B_1 的话,就不能高效代谢葡萄糖,令乳酸在细胞内堆积,容易使身体疲惫。而且,由于能量代谢不能顺利进行,还会出现手脚麻木、浮肿、心悸、食欲不振等症状。

猪肉和肝脏中含有丰富的维生素 B_1,应多食用。维生素 B_1 是

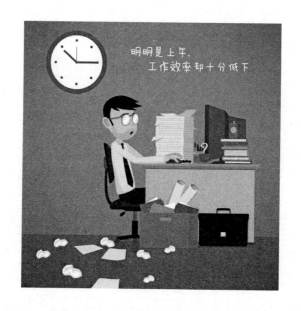

水溶性维生素，不能长时间保存在体内。不过，大蒜内的维生素 B_1 可以长时间在体内保存。这是为什么呢？因为大蒜中的维生素 B_1 与蒜头素结合，作为蒜硫胺素存在于体内。大蒜特有的味道，正是来源于蒜硫胺素。蒜硫胺素难溶于水，所以可长时间存在于血液中。其间维生素 B_1 慢慢分离，比其单独在体内更能长时间地发挥作用。除了大蒜外，韭菜、长葱、洋葱中也含有同样形态的维生素 B_1。

　　饮食没有规律，经常吃速食食品、软罐头食品等加工食品，会导致维生素 B_1 不足。不仅是维生素 B_1，其他营养素同样本应通过饮食来摄取，但在实在不足的情况下，也可以通过营养品来补充。

　　日常请多摄取高 N/C 比的食物。此外，上午工作效率低下的人通常都是没吃早饭的人，我推荐读者早饭吃一些含优良蛋白质的高营养鸡蛋、奶酪等。

要点　避免高卡路里低营养的垃圾食品。

多吃富含蛋白质和维生素 B_1 的肉类和肝脏。

日常多吃高 N/C 比的食物。

食用富含优质蛋白质的高营养鸡蛋和奶酪。

烦恼 6 缺乏耐力，
不能集中注意力

虽然我一整天都对着电脑工作，但很难集中注意力超过30 分钟。小时候父母总说我没有毅力，现在连我自己也这么觉得了。

通过动物性食物摄取蛋白质，补充细胞和酶的原材料

由于糖分摄取过剩，血糖会忽高忽低，导致身体状态很不稳定。要提高大脑的表现力，必须控制高卡路里的糖分，转而摄取动物性食物中富含的优良蛋白质。

大脑中的神经细胞像道路一样犬牙交错，无边无际。神经递质运载着信息，穿过这些神经细胞。神经细胞和神经递质都是由蛋白质构成的，影响人们的干劲的多巴胺也是由蛋白质构成的。此外，能量是在细胞的线粒体中产生的。线粒体中的葡萄糖通过几种酶的作用，转换成三磷酸腺苷这种能量物质，由此产生能量。这个能量代谢的过程，称作克列博氏循环。在这个循环当中发生

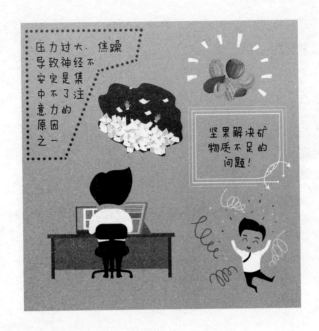

作用的酶，都是由蛋白质构成的。

坚果解决矿物质不足的问题

　　压力过大、焦躁导致神经不安定，也是集中不了注意力的原因之一。但并不是有压力就一定会导致神经不安定，据说大脑的神经细胞缺乏钙、镁等元素时，更容易焦躁不安。钙和镁有镇静神经、平稳心情的作用。

　　钙富含于小鱼及奶酪、酸奶等乳制品中，巴旦木和腰果等坚果中则含有大量的镁。

　　钙镁一起作用时效果更佳，因此要注意平衡，按一比一的比例摄取是比较推荐的。但事实上日本人比起钙往往更缺乏镁,因此要留心多食用一些坚果。

　　要点　不安定的血糖使身体状态不稳定。

　　神经细胞、神经递质、线粒体中与能量代谢相关的酶全部是由蛋白质构成的。

　　控制高卡路里的糖分,摄取动物性食品中富含的优质蛋白质。

烦恼 7　午饭后极易犯困

　　吃午饭的时间不得不缩短后，只好选择猪排饭或咖喱饭、牛肉饭等不花时间就可以解决的午餐。但是，到了下午两点左右一定会犯困。前天还在会议上犯困，被上司批评了。

由于低血糖供给大脑的葡萄糖减少，困意来袭

　　这是糖分的过度摄取所导致的典型的功能性低血糖。

　　血糖值像过山车一样急速上升又急速下降，导致了低血糖。低血糖导致供给大脑的葡萄糖减少，人便开始犯困，午饭后的困意正是在警告糖分摄取的过量，可以说是身体发出的信号。

　　那为什么糖分摄取过量会导致犯困呢？为了处理血液中过量的葡萄糖，肝脏会分泌大量的胰岛素，胰岛素会抑制食欲素荷尔蒙，这就是犯困的主要原因。

　　食欲素是使身体清醒的荷尔蒙，因此在胰岛素抑制了食欲素的作用时，身体就会酸软犯困。午饭如果控制糖分，在食欲素的作

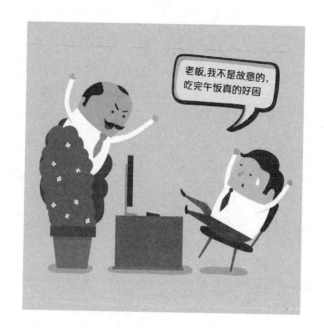

用下,大脑和身体都很清醒,能够高效地完成工作。

多吃绿色蔬菜,补充维生素和矿物质

米饭和牛肉饭不仅所含卡路里高,而且在引起糖分过剩的同时,也会导致蛋白质、维生素、矿物质缺乏,令营养不协调。说起维生素和矿物质,大家都会想到蔬菜,但并不是所有的蔬菜都含有丰富的维生素和矿物质。莴苣、黄瓜、卷心菜等颜色较浅的蔬菜的矿物质含量,不如南瓜、西红柿、青椒、胡萝卜、菠菜、西兰花等颜色较深的黄绿色蔬菜的含量。这些蔬菜中含有丰富的具抗氧化作用的胡萝卜素。

此外，裙带菜、羊栖菜等海藻，以及芝麻、核桃等种子类植物中，平衡地含有镁、钙、铁、锌等多种矿物质。而且，鸡蛋中含有除维生素 C 以外的多种营养素，是很优秀的食材。因为没有时间，只吃猪排饭、咖喱饭这样的饮食，与在便利店买煮鸡蛋和奶酪吃也是有天壤之别的。

控制米饭等糖分食物，在每日的饮食生活中加入富含蛋白质、维生素、矿物质的食物吧！

要点 血糖值像坐过山车一样，会导致低血糖。

高卡路里、低营养的饮食使人犯困。

转变为富含蛋白质、维生素、矿物质的日常饮食。

烦恼8　工作经常出错

最近我们部门有个同事辞职了,我接手了他的一部分工作。工作量增大后,经常出现忘了联系客户或是弄错报价单金额之类的错误。

调整生活和饮食,摄取钙、镁,缓解心情压力

工作负荷过大,难以透气,反而会打乱工作节奏吧。这样一来,加班增多,私生活和饮食变得紊乱,很容易陷入工作错误倍出的的恶性循环。

调整私生活的节奏,是先决条件。

哪怕只是调整早中晚饭的时间以及睡觉和起床的时间,也会对生活节奏产生很大的影响。这样一来,工作也会从容起来。

身体处于一种兴奋状态时,沉着冷静地判断是很重要的。钙和镁有缓解焦躁、抑制兴奋的作用。要有意识地摄取富含这些矿

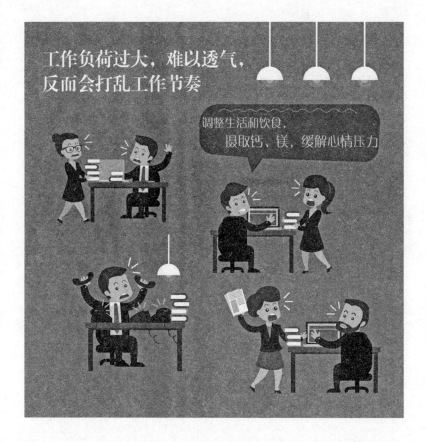

物质的裙带菜、羊栖菜等海藻，以及芝麻、核桃、巴旦木等种子类食物。如果这样还是营养不足的话，也可以直接食用营养补充剂。

抑制兴奋、缓解焦躁的钙镁元素

工作上犯了错之后，压力很大，心情很紧张，反而容易再出错，形成一种恶性循环。而钙和镁，有缓解焦躁的作用。

说起钙，大家都知道它是组成骨骼的重要材料。事实上，人体内的钙有99％存在于骨骼和牙齿之中，还有1％存在于血液、肌肉和神经之中，发挥着多种调节作用。神经中的钙有镇静神经的作用。人们经常说睡前喝一杯牛奶有助睡眠，这是因为牛奶中的钙发挥了安定神经的作用。

镁与B族维生素结合，在能量代谢中发挥着重要作用，此外，镁能辅助300种以上的酶发挥作用，而且可以有效镇静面对压力时紧张的神经，又被称作"抗压矿物质"。

钙富含于小鱼及奶酪、酸奶等乳制品中，巴旦木和腰果等坚果中含有大量的镁。

要点 调整生活和饮食节奏。

多多食用富含可缓解焦躁、镇定神经的含钙镁元素的食品，必要时可通过营养补充剂补给。

烦恼 9　经常感冒

　　小时候我就经常感冒，一个人住之后，生活和饮食不规律，越来越容易感冒了。

胆固醇和动物性蛋白质可有效提高免疫力

　　身体健康的话，即使感染了细菌和病毒，在多数情况下免疫系统也会发生作用，可减轻症状，甚至使人体不受影响。容易感冒是身体发出的免疫力低下的信号。而且，体温较低，免疫力下降，很容易使人患上感冒等传染病。

　　提高免疫力，就要积极摄取胆固醇。胆固醇是保护细胞膜的原材料。免疫细胞也是由蛋白质构成的，所以要多多摄取动物性食物。最方便的富含胆固醇、营养价值又高的蛋白质来源，是鸡蛋。除了鸡蛋以外，肉类和奶酪也含有丰富的优质蛋白。

　　人体体温主要由肝脏和肌肉保持。肝脏中发挥作用的酶的原料，正是蛋白质。当然，肌肉也是由蛋白质构成的，所以要大量摄

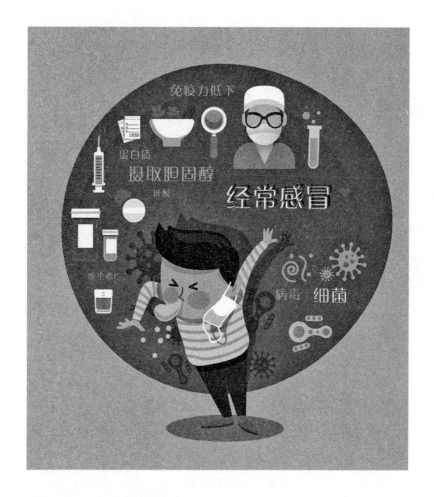

取鱼和肉类等的优质蛋白。

肝和鲣鱼中含有的泛酸、叶酸、维生素 B₆，也能有效增强免疫力

维生素 B 族中的泛酸，以及叶酸、维生素 B₆，也能有效增强免疫力。病毒、细菌等病原体被称作抗原,泛酸、叶酸、维生素 B_6 是形成攻击抗原的抗体的主要原料。猪、牛、鸡的肝脏中含有丰富的泛酸和叶酸,鲣鱼、金枪鱼、鲑鱼中含有丰富的维生素 B_6。

富含促进能量代谢顺利进行的维生素 B_1 的大蒜和韭菜,与富含泛酸、叶酸的肝脏搭配制作的"韭菜炒肝",以及富含维生素 B_6 的鲣鱼和大蒜片组合的"炒鲣鱼",是增强免疫力的最佳搭档。

此外,维生素 C 也有提高免疫力的作用。在攻击抗原时发挥主要作用的是白细胞,维生素 C 能强化白细胞的功能,而营养补充剂能方便快捷地补充维生素 C。

要点　容易感冒是免疫力低下的表现。

积极摄取能有效提高免疫力的胆固醇。

摄取构成免疫细胞、酶、肝脏细胞及肌肉的优质动物性蛋白。

积极摄取富含构成承担免疫系统功能的抗体的原料——泛酸、叶酸、维生素 B_6 的肝脏、鲣鱼、金枪鱼等食物。

我在演讲中提到关于减肥的话题时,经常会拿金钱作比喻。在我看来,保持理想的身材与获得高收入是极其相似的。

假设有一个人中了彩票,获得了一大笔钱,但要说这个人从此以后就成了富豪,也并非如此。为什么呢?因为是否身为富豪,并不是由那人此时手里所拥有的金钱数额决定的。真正的富豪,是指能合理运用手中资产的人。也就是说,如果你不懂得运用金钱的方法,即使获得了一大笔钱,也只是在慢慢消耗,最终会变得一无所有。

富豪在花钱时都会考虑回报,即使乍一看像是在消遣浪费,其实更多时候也是在思考如何创造收益。即使不是如此,也会将金钱合理分配使用。所以,富豪的钱是越用越多。

假设有一天你成为了腰缠万贯的总裁,那么你会合理运用公司的资产吗?父母创立的公司在子女手中毁掉的例子屡见不鲜,所以说资产还是这个人一路走来的历史见证。去掉这个过程,其实只是得到了一小部分资产而已。

我们的身体也是如此。有的人想变成自己理想中的艺人的体形,但如果只是因为看到那位艺人在电视、杂志上光鲜的外表就这么想的话,那就大错特错了。运动选手在比赛之外也每天坚持不懈地锻炼,"形体就是营生"的他们,在背后所付出的努力,也应包括在内。这才是真正的运动员。

既不会赚钱又不会管理身体的人,才会只想着"怎样做才能最轻松"。如果这个"轻松"指的是有效率的话,那还可以说他是个有投资头脑的人。但是这里说的"轻松",是指试图一劳永逸、用轻松的方法快速达到目的的人。

在前言中我提到了爬山,可以说把登顶当作目标的人,正是在为从顶点摔落做准备。使之维持和发展才是王道,这其间的过程对人格的形成有着重要影响。

在本书中,我想告诉大家的是,当你憧憬某物时,你的目标不应该是其顶点。现在已经从事于某专业工作的人,或许能理解我的意思。某一天,当你所从事的工作被一个什么都不知道的人代替时,你能做什么呢?

当被问到"怎么做才能做好"时,能不能立马回答出来呢?或许有人会觉得,问这个问题的人很愚蠢吧?我是3家公司的董事长,还是减肥等领域的运动教练,经常会有人问我:"怎么做才能像您这样经营公司?""怎样才能瘦下来?"

我知道问这些问题的人自己也明白,我很难用一两句话来回答这些问题,他们也并不指望从我这儿立马得到什么明确的回答。但是我觉得在他们产生这个问题的一瞬间,就说明他们并不知道万事都是有一个过程的;所谓的现状,只是所有过程在这一瞬间的结果。

　　从过去到现在，我都很重视要对症下药，并不是只有到达终点才是目的。从制定计划、做相应准备开始，欣赏沿途的风景，体验旅途的艰辛，解决途中的变故，以及下山的谨慎、归途后的余韵等，都是登山的乐趣。

　　我从来没有买过彩票，也没有玩过弹珠及投币赌博游戏等，因为那里不存在一点一滴进步的过程。

　　在饮食中，这样的过程也很重要。

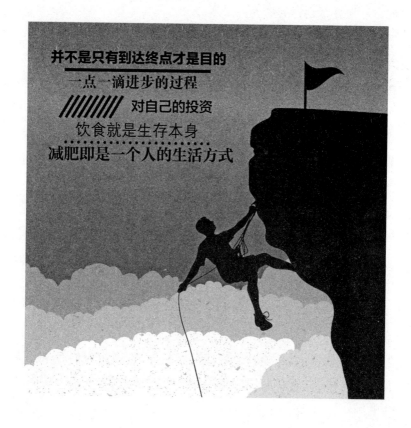

　　靠压抑食欲、将卡路里视为万恶之源、心不甘情不愿的运动获得好身材的人，能体会到品尝美食的乐趣吗？恐怕是为了维持好身材而心情压抑地什么也不敢吃，以拼命运动来维持体形吧。

　　我不想如此艰难地减肥，也不想如此艰难地指导他人减肥。

　　开心地吃美食，而且使它成为对自己的投资，我觉得这才是真正的减肥。

　　饮食就是生存本身，减肥即是一个人的生活方式。能做好这个投资的人，肯定也能成为高收入的人！

提高工作表现的食材

宜多食的食材：

• 肉类（主要是肌肉部位）

• 内脏（肝、心等）

• 软骨（不限肉的种类，牛、羊、马、猪、鸡肉均可，尽量是以牧草为饲料的动物）

• 小型的青鱼（鲭鱼、沙丁鱼、竹荚鱼、秋刀鱼等）

• 贝类（富含锌的牡蛎）

• 蛋类（鸡蛋、鹌鹑蛋等，野生野养最佳）

• 天然奶酪（卡芒贝尔奶酪、豪达奶酪等）

• 发酵大豆（纳豆、豆酱、印尼大豆等）

• 少糖的种子类（巴旦木、核桃等）

• 黄绿色蔬菜（西兰花、西红柿、青椒、小白菜、羽衣甘蓝、青梗菜等）

- 海藻类(裙带菜、海苔等)

- 牛油果

- 猪油、牛油

- 黄油、酥油(以牧草为饲料的最佳)

- 椰子油、MCT 油

应控制食量的食材：

- 淀粉类(米、小麦、大麦、玉米、荞麦等谷物)

- 未发酵的大豆类(豆腐、豆奶等)

- 水果(香蕉、草莓、苹果、菠萝等)

- 欧米伽 9 系植物油(橄榄油、牛油果油)

- 牛奶(以百分之百生牛乳为最佳)

- 加工肉(添加物较多的火腿和香肠)

- 蒸馏酒(烧酒、威士忌、伏特加)

- 辣口酒

- 酸奶(不含糖)

不宜食用的食材

- 砂糖

- 果糖、葡萄糖、液糖

- 植物性油脂(棕榈油等)

- 色拉油(大豆油、菜籽油)

- 芥花油、红花油

- 向日葵油、花生油、葡萄籽油

- 加工油脂（人造黄油、起酥油、低脂人造黄油等，即使是不含反式脂肪酸的也不行）
- 点心类（点心小吃、饼干、蛋糕、巧克力、和式点心等）
- 果干
- 果汁
- 清凉饮料（包括罐装咖啡、能量饮料）
- 酿造酒（啤酒、果酒、鸡尾酒、白葡萄酒等）